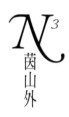

N³
茵山外

茵山外 04

擁有芭蕾明星的
修長身材
和
完美肌肉線條
Ballet Beautiful

作者：瑪麗‧海倫‧鮑爾斯 Mary Helen Bowers
譯者：郭寶蓮
責任編輯：江怡瑩
美術編輯：顏一立
校對：呂佳真
法律顧問：董安丹律師、顧慕堯律師

出版者：大塊文化出版股份有限公司
台北市 10550 南京東路四段 25 號 11 樓
www.locuspublishing.com
讀者服務專線：0800-006689
TEL：(02) 87123898　FAX：(02)87123897
郵撥帳號：18955675　戶名：大塊文化出版股份有限公司

BALLET BEAUTIFUL: Transform Your Body and Gain the Strength, Grace,
and Focus of a Ballet Dancer by Mary Helen Bowers
Ballet Beauitful Registered Trademark © 2012 by Mary Helen Bowers
Photos by Yelena Yemchuk
Illustrations on pages 70-72 by Costanza Theodoli-Braschi
Complex Chinese translation copyright © 2013 by Locus Publishing Company
This edition published by arrangement with Da Capo, an imprint of Perseus Books LLC,
a subsidiary of Hachette Book Group, Inc., New York, New York, USA.
through Bardon-Chinese Media Agency
All Rights Reserved.

總經銷：大和書報圖書股份有限公司
地址：新北市新莊區五工五路 2 號
TEL：(02) 89902588　FAX：(02) 22901658
初版一刷：2013 年 7 月
二版一刷：2019 年 8 月
定價：新台幣 450 元
ISBN：978-986-213-982-0
版權所有‧翻印必究 Printed in Taiwan

國家圖書館出版品預行編目

擁有芭蕾明星的修長身材和完美肌肉線條：「美
型芭蕾」不止是一套健身法，還是兼具力與美的
生活方式，讓妳能由內而外真正改變 / 瑪麗.海
倫.鮑爾斯作. – 二版. – 臺北市：大塊文化，
2019.05　面；公分. – – (茵山外；4)
譯 自：Ballet beautiful：transform your body and
gain the strength, grace, and focus of a ballet dancer
ISBN　978-986-213-982-0 (平裝)

1‧運動健康　2‧芭蕾舞　3‧塑身

411.71　　　　　　　　　　　108007492

瑪麗・海倫・鮑爾斯 著

郭寶蓮 譯

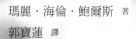

擁 有 芭 蕾 明 星 的

修 長 身 材

&

完 美

肌 肉 線 條

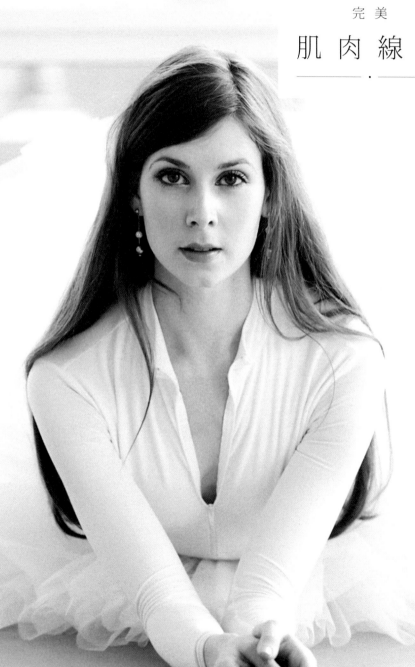

獻給我的雙親，
他們告訴我，任何夢想都可能實現。
獻給我的兄弟，
他們教導我要果決強悍！
獻給我的丈夫保羅，
他給我源源不絕的愛和激勵。

目錄

娜塔莉・波曼

觀賞芭蕾舞時，舞者的身體總讓我折服不已，他們優美的舞姿動作也讓我讚歎連連。緊實細緻的手臂、強壯有力的雙腿、優美玲瓏的曲線——從指尖延伸到頸項，頸項延伸到身軀，身軀延伸到腳趾，線條無懈可擊。籌拍電影《黑天鵝》那一年，我很榮幸跟瑪麗・海倫・鮑爾斯共事，學習她那套專為芭蕾門外漢所設計的課程。這套課程把芭蕾的動作加以簡化，人人都能學習，輕鬆地打造出曼妙的體態身形。

瑪麗・海倫根據芭蕾舞伶成天會使用到的動作，設計出一套獨特的技術，讓任何人都能鍛鍊出如舞者般結實修長的體態。十四歲後我的身材就定型了，但跟瑪麗・海倫學習兩個月後，我有了一副全新的身材，更修長、更有力、更健康。我的手臂和腿部的線條徹底改變，站姿挺拔到我爸甚至說我像吞了一把掃帚。而這些改變，都是在沒有健身器材的狀況下達到的。對我們這種匆忙的現代人來說，能在家健身，而且毋需任何器材輔助，實為一大福音。

這套新的健身法讓我體會到紀律的重要，也讓我擁有更好的身體形象，變得更強健，不過最重要的，它能避免我們受傷。此外，瑪麗・海倫還有一套配合運動的健康飲食法，可以幫助我們更有效達到我們所設定的健身目標。這樣一套周延完備的方法，真的幫助我在短時間內具備芭蕾舞伶該有的體態和身材，讓我在《黑天鵝》裡的演出更具說服力。祝福各位能善用瑪麗・海倫在本書裡提供的私房知識，妳一定會發現原來這麼簡單就能擁有芭蕾舞伶的身材。

活出美型芭蕾
唾手可得的力與美

　　「唾手可得的力與美」這個概念啟發我，讓我想創造出一種健康、快樂，且具有無窮可能性的生活。這種生活方式不止我可以擁有，所有人都可以。我對這個概念念茲在茲，因為它代表了「美型芭蕾」（Ballet Beautiful）的承諾。透過美型芭蕾這套具轉型力的方法，妳可以重塑身體，讓它變得更纖細、修長、結實，甚至擁有芭蕾舞伶的健美體型和優雅體態。我曾利用這套方法訓練以《黑天鵝》拿下奧斯卡影后的娜塔莉・波曼，幫助她更完美詮釋劇中芭蕾舞伶的角色。我也幫助過世界各地好幾千位女性成功減重，讓鬆垮肥肉變成精實肌肉，雕塑出新的身體線條，擁有芭蕾舞伶的優雅體態和美感。美型芭蕾這套課程的基礎，以及妳正在閱讀的這本書，都跟藝術性崇高、內涵豐富又神祕的芭蕾傳統息息相關。力與美的結合，正是芭蕾的精髓，也是我這套方法的靈感之源。

　　這套課程之所以那麼特別，就在於它能讓女人，包括我，擁抱初綻的內在美。我見過一個又一個的女性將這套美型芭蕾融入她們的生活中，進而激發起她們的內在自信。正如隨我學習多年的凱薩琳所言，「美型芭蕾讓我更美，而這種美是我以前不曾奢想的。」

　　透過美型芭蕾，妳也能獲得並展現專屬於女性的能量、體態和力量。

　　我十六歲那年夢想成真，成為專業的芭蕾舞者，之後所面臨的挑戰和收穫遠遠超

出我所預期。為了創造出這套美型芭蕾，我汲取了芭蕾裡所有能讓人振奮、讓人強壯，讓人有力量的精神和技巧，並將它們轉化成任何人都能在家裡做到的一系列動作，這些動作簡單卻非常有效，就算完全沒跳過舞，或沒接受過舞蹈訓練，也一定做得來。當然，我並非一夕之間就構思出這套方法，我是邊嘗試邊修正，花了十五年才逐漸瞭悟芭蕾的精髓，然後把這些精髓跟運動、營養知識加以融合，提煉出這套全面的生活改造之道。今天，美型芭蕾成了一套全身性體適能的健身與生活法，任何人都能透過這套方法鍛鍊出精實健美的身材，同時雕塑出芭蕾舞伶的優美體態。

在我構思設計美型芭蕾這套課程，並跟人分享的過程中，我體悟到，要改造身體，最重要的第一步就是要具備一種想成功的思維，透過這種思維讓妳與目標更緊密結合，事實上，唯有具備這種思維，妳才能真正改變，而且這樣的改變也才能持續下去。這一步不止是精神喊話，而是一種策略，讓妳能確實改變，體會成長的喜悅，達到驚人成就。我深信我們所有人都有美麗、強健和優雅的一面，並且能同時兼具女人味和強健體魄，而這就是美型芭蕾的精髓。我利用這套方法幫助女性相信自己（也相信她們的夢想深具價值），讓她們得以想像自己擁有一個充滿力與美的身體和生活，進而達成她們的人生目標。有了這種新的思維，自然而然就能擁有更健康的生活方式，而以這種方式過日子的人，就是真正體現美型芭蕾。

在接下來的篇幅中，我會帶領大家了解如何深入挖掘妳的內在本我，如何真正跟這部分的妳緊密相繫。我還會教妳如何獲得芭蕾舞伶的優雅身形，跟她們一樣結實有力。藉由這套效果神速的課程，就算一個人舒舒服服待在家裡，也能達成這些目標。

想活出美型芭蕾，除了具備正確的思維，並身體力行這些芭蕾動作，我還設計了一套飲食法，幫助我自己和客戶在獲得營養的同時，也能感覺到滿足和強壯。這套飲食法裡的美味食物能滿足妳的味蕾，同時讓妳的新陳代謝持續作用，讓妳擁有精瘦強健的身體。大家都認為，芭蕾舞伶的飲食非常節制，甚至得餓肚子，但這種方式對我來說不管用。我的這套飲食法，是建立在均衡與滿足的原則上，所以，任何女人透過我的飲食法，都能擁有理想的體重，日後並能自然地維持這樣的體態。

擁有芭蕾明星的修長身材和完美肌肉線條

活出美型芭蕾

美型芭蕾所收到的回響不計其數！世界各地數千位女性擁抱這套方法，包括當今最能激勵人心的名人、一線女星，以及來自五十多個國家的超級名模。美型芭蕾對這些吸引鎂光燈焦點的名人來說很有效，同樣地，對妳也一定管用——它能讓妳看起來神采飛揚、更加年輕、更散發出女人味。美型芭蕾讓妳不止外表姿態顯得優雅，連內心情緒也時時保持在優雅狀態，達到藝術與運動的真正平衡，而這樣的平衡，專屬女性獨有。

更讓人振奮的是，美型芭蕾的效果立即可見！只要一週，妳就會明顯看到自己的身材變緊實，穿起衣服來感覺不一樣。兩個禮拜，妳的曲線會變得更修長、更纖細、更勻稱。持之以恆地做下去，這套塑身法一定會改變妳的身體，而且成效愈來愈驚人：

- 手臂變緊實，更加有力，不再粗圓鬆垮。
- 雙腿變得修長纖細，不再因過多肥肉而顯得圓滾滾。
- 臀部變得渾圓俏挺，穿起牛仔褲或泳衣，完美曲線畢露。
- 中圍的曲線變玲瓏，小腹平坦，結實有力。
- 姿勢和儀態變優雅，身體愈來愈有彈性。

我的很多客戶說，效果「立即可見」而且「讓人上癮」。美型芭蕾裡的動作都具有非常精準的效果，妳一做，就會感覺「芭蕾細胞」被喚起。做完第一輪，就可以感受到身材變緊實，曲線更玲瓏，甚至站得更挺。我永遠忘不了有個朋友告訴我，她第一次做完美型芭蕾那一晚，就能輕鬆穿上她最緊的牛仔褲。以前，我們都得邊穿邊跳，才能把自己塞入牛仔褲裡，而現在，妳可以想像自己輕輕鬆鬆拉上牛仔褲的情景！這是怎麼改變的？全靠美型芭蕾！

我的辛苦有了甜美的代價——看著別人藉由美型芭蕾，體態出現顯著改變，我就雀躍不已！我們的臉書（Facebook）上有個美型芭蕾同好會，很多粉絲在上面分享她們實行美型芭蕾法的過程，還開心地慶祝她們的成功。其中一位寫道：「才做三天的天鵝手，我就發現手臂線條不一樣了！」另一位很勤做美型芭蕾的粉絲寫道，「哈囉，瑪麗・海倫，還有美型芭蕾的所有同好，我一定要讓妳們知道，我妹也開始做美型芭

蕾了，我真等不及見到她的身材出現驚人改變，因為，我自己就親身經歷過這種改變！謝謝妳們！」我有不少客戶告訴我，她們做美型芭蕾才一個禮拜，就瘦了五磅（約2.2公斤），還有一些人說她們見到自己一天一天不一樣，明顯感覺到肌肉變得緊實勻稱，身形更修長。

我的客戶來自四面八方：有近四十歲的女性希望恢復產前身材；年過四十的婦女家庭工作兩頭燒，或者沒有孩子，但全力拼事業，以至於十幾年沒運動；也有學生和模特兒希望能提高身體的肌肉比例，讓纖瘦身材的曲線更加玲瓏；此外也有六十多歲的阿嬤，她們想對抗老化，以低衝擊的運動方式，讓自己在沒有壓力的狀況下強化骨骼和肌肉，使身體盡可能保持在年輕狀態。甚至有個年約六十五的客戶做了這套美型芭蕾四星期後，肩膀的舊傷不藥而癒。她說：「我不曾有過這麼強壯的感覺！美型芭蕾改變了我的人生！」

美型芭蕾適用於任何女性，因為它的動作基礎就建立在女性身體天生的移動方式上，符合女性身體內部的比例線條，以及女性體型的生理架構。我也會教大家如何利用源自芭蕾的動作來強化妳的核心肌群，讓脊椎更挺直。我會幫助大家先暖一暖關節和肌肉，然後才進行動作，這樣可以提高身體的覺知力，讓健身的效果加倍，而且避免拉傷。

我設計的動作可以鍛鍊任何一種體型的「芭蕾肌肉」。我不會叫妳跳舞，只會要妳很專注地做出一些源自芭蕾的動作，利用伸展，讓妳的身體在最少的衝擊下達到強健和延長的效果。妳在家裡就可以改變妳的身心，心無旁騖地體驗這套課程，坐收百堂私人健身課程才能提供的效果。

美型芭蕾充滿挑戰性，所以效果才會如此驚人。這套健身法會運動到妳的深層肌肉，由內而外改變妳的體態。我設計這套課程時，兼顧了全身性與特定部位的需求，換言之，妳可以利用它來做全身性的運動，也可以特別針對某些讓人傷腦筋的身體部位（我們都有這些部位！）來加強，比如手臂、腹部核心、雙腿和臀部。不管妳採取哪種方式，效果同樣驚人：妳會擁有強壯、纖瘦和修長的肌肉，身體變得更有彈性，體態更優美。

第一步就是改變思維，與妳的直覺力取得緊密聯繫，如此一來才能做出更好的抉擇，找到方法來活出妳的夢想。開始健身之前，妳必須先調整思維，進入美型芭蕾的狀態，這樣才能成功！態度改變之後，妳才能真正受到激勵，用心去照顧妳的身體，尊重它、以溫柔款待它、寬恕它──就連透過我那套僅十五分鐘的「臀部運動強效精

華版」，也能達到這種效果。美型芭蕾的首要思維就是找到身心的平衡點，聆聽妳的內在聲音和感覺，最後達到身心的滿足。而這些要素，正是活出美型芭蕾的重要根基。

此外，在這本書裡，我也要教妳一套簡單卻健康的飲食之道。妳毋需花腦筋去思考這套飲食法，只要牢記挑選食物的五大原則，就能調整飲食，成功減重（如果這是妳的目標），或者擁有美型芭蕾的全新身材。妳會更強壯，頭腦更清晰，更有活力，對，甚至更快樂！正如某位才華洋溢，正逐漸嶄露頭角的女藝人所言，「有了美型芭蕾，我就犯不著每天折磨我的身體。現在，我開始從長壽和細膩的角度來思考生命，開始試著延展我的四肢，而不是透過幾小時的低衝擊心肺運動來壓縮它們。青春期過後，我第一次感覺自己優雅、活力、有自信。」美型芭蕾不止是一套健身法或飲食法，而是一種心理狀態。

或許妳目前的狀態讓妳很沮喪，或者妳想尋求改變，卻屢試屢敗。沒關係，現在，我就要幫助妳找出過去的惡習和壞習慣，幫助妳達成目標。美型芭蕾這項工具能改變妳對待自己的方式，讓妳養成規律運動和健康飲食的習慣，創造出愉快又豐收的每一天。

我的這套方法很有彈性，能符合妳目前的狀態，幫助妳訂出目標，讓妳有內在的動力去達到妳想要的成果，不管是在身、心或靈方面。美型芭蕾也能幫助妳在忙碌的生活中挪出時間和精力來運動，享用健康的飲食。一旦將美型芭蕾融入日常生活，妳不僅能擁有結實的纖體，還能更有效率，更有生產力，也更充滿活力。

本書的編排方式

本書共有三部分。第一部分，「建立妳的美型芭蕾思維」，在這章中，我們會談到如何建立美型芭蕾的思維，讓妳更有力量，做好準備，迎接不可思議的成長與改變。我經常說，美型芭蕾不止是一套健身法，還是一種優雅、活力與美麗的生活方式。想要活出美型芭蕾，第一步就是建立這種思維，有了正確的態度，妳就能一探健康、美麗又優雅的身心堂奧，而不止是實行一套健身或節食法。正如瑜伽的精髓不止是伸展，美型芭蕾的積極思維是要妳相信自己，相信妳辦得到。此外，它也會幫助妳設定清晰

具體的目標，讓妳不再以相同的角度來看待阻礙或舊習。

有了美型芭蕾的思維，就算妳被某種態度所困，無法往前進，也會懂得如何改變那種態度。而且這種思維可以幫助妳界定出實際可行且有意義的目標。換言之，第一部分是本書後面兩部分的基礎。

第二部分是「美型芭蕾健身課程」。我會在這部分教導大家全身性的身材雕塑法。除了實際示範這一套能讓妳改頭換面的動作和伸展，我還會說明這些動作背後的技巧，以及能達到的效果。我有一套六十分鐘的正統版健身課程和十五分鐘的強效精華版，這兩套健身法的基礎就是美型芭蕾。我對芭蕾的熱愛和之前學習到的健身與塑身法，都深深影響了我所設計的每個動作和伸展，而且我自己也會做這些動作。我自己不會做的動作，絕不會跟別人分享，也不會建議別人去做！強效精華版共有四組動作，取自於我的「心肺運動系列」，這套系列很有趣，會讓人活力奔放！不管做這套系列的哪一組，都能達到驚人的效果，而且每一組都能視個別狀況做調整，以符合每個人的時間和身體需求。這個心肺運動系列共有二十五組動作，有些做起來只需要十五分鐘，有些三十分鐘，若想做到四十五分鐘或六十分鐘也行。稍後妳會發現這套課程本身就很有彈性，能因應妳的需求做調整！

第三部分，「美型芭蕾的生活方式」。這部分所提供的飲食很簡單卻極有營養。如果妳想尋求激烈或極端的飲食或生活方式，很抱歉，我們沒有。我個人體驗過極端的飲食法，結果很慘。當然，肥是減了，但身體變得很糟，而且還復胖。那次我學到慘痛教訓，從此也對極端飲食法避而遠之。我以美型芭蕾的思維為基礎，發展出一套五原則的均衡法，根據這套五原則均衡法，妳能吃得好，攝取足夠且均衡的營養，而不止是把肚子填飽。這些原則能讓妳身心平衡，感覺踏實、滿足，生活有重心。美型芭蕾飲食法的五大原則如下：

1 · 有所準備

2 · 頻繁進食

3 · 尋找其他替代品來獲得滿足感

4 · 保持彈性

5 · 原諒自己，往前邁進

第三部分會提供工具，幫助妳付諸行動，徹底落實美型芭蕾的思維、運動和飲食

法，改變妳的生活，以毫不費力的自然方式鍛鍊身體，雕塑體型，減輕體重，保持身材。我還會給妳一套七日飲食指南，讓妳能輕鬆吃出美型芭蕾，另外，我會提供我最愛的食譜給妳，這些食譜準備起來很容易，日後可以隨時享用。

健康飲食與減重要能成功的主要祕訣就是滿足感。我堅信，唯有吃得滿足，妳才能以自然健康的方式成功減重，並維持住理想體重，不復胖。所以，妳要關注的並不是什麼不能吃，而是什麼可以吃。如此一來，妳會發現，能吃的東西好多呀！我不會讓妳餓到，不會剝奪食物帶給妳的享受，因為我不會要求妳只吃流質食物，甚至禁食，或者採取激烈的低卡飲食。美型芭蕾的飲食法是均衡的飲食法，而且效果非常棒！

在本書中，我還提供了許多好記的小祕訣，教妳怎麼採購食物，怎麼利用我的「快閃烹調法」來做出快速省事的料理。這些簡單卻美味的食譜能讓妳持之以恆地實行美型芭蕾飲食法，輕輕鬆鬆又能樂在其中。我們不要把注意力放在負面的事物上，也就是不要把精力浪費在牢記或幻想那一長串不該碰的食物上，我們要專注的是正面事物。讓我們攜手來開啟無限的可能性，成功活出健康的新生活。

我考慮到現代生活的壓力和辛苦，研發出這套專為活在真實世界中的忙人而設計的美型芭蕾健身法，畢竟，我自己就是大忙人。在忙碌的生活中，就算妳沒時間喘息，也能透過美型芭蕾來讓自己保持健康、身心均衡、體態勻稱，這套健身法唾手可得，隨時隨地可做，而且很有彈性。美型芭蕾讓妳能由內而外真正改變，所以，我迫不及待想跟妳分享這套方法。

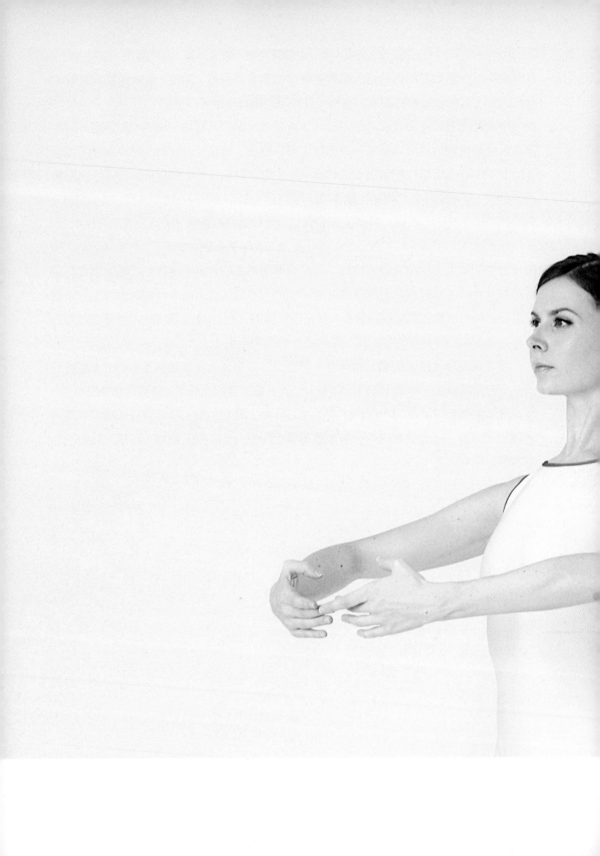

第 1 部

建立妳的 美型 芭蕾思維

Building Your Ballet Beautiful Mindset

妳絕對能擁有健康又曼妙的
理想身材

1

源起：我的故事

當年還是小女孩的我，一心想成為芭蕾舞伶。我走到哪裡，跳到哪裡，讀遍手上每一本跟芭蕾有關的書，想像在紐約的舞臺上跳芭蕾舞的感覺。從我有記憶起，我就愛上了芭蕾，這種熱愛迄今不減。我在紐約市立芭蕾舞團擔任專業舞者的那幾年，學習到如何在日常生活中照顧自己的身心，而這種親身經驗，正是這套美型芭蕾的核心精神。

在職業芭蕾舞伶生涯的早期，我的左腳曾受傷過，就在腳傷復元的那段期間，我開始發展美型芭蕾的基本概念。芭蕾是一項很苛求身體的活動，所以我早把身體的苦痛當作家常便飯，不曾真正停下來思索它所代表的意義。我很愛跳舞，向來只在乎跳得好不好，身體的疼痛小事一樁，我總有辦法應付過去。水泡、拉傷、不合腳的足尖鞋硬踩在地板上的要命感覺，這些都是職業芭蕾舞伶必經的專業洗禮，遑論擔心受傷後當夜上不了舞臺的龐大壓力。在芭蕾的世界中，除了應付嚴苛的體能負荷，還得在舞臺上保持強壯健康的形象，這種雙重要求是工作的一部分，職業舞者都必須承受。

早年在紐約市立芭蕾舞團時，我的日子過得忙碌卻充實。每天晚上跳三場芭蕾舞，一週跳六天，此外每天早晨還要上芭蕾課程，另外全天都得排練。那段日子艱辛漫長，卻很快樂。我最愛的芭蕾大師巴蘭欽（Balanchine）所編的舞，每一支我都跳過，包括〈多尼彩蒂變奏〉（Donizetti Variations）、〈莫札提安娜〉（Mozartiana）、〈小夜曲〉（Serenade）。而那種沒有故事情節，沒有蓬蓬短裙，沒有布景，具強烈鮮明色彩的新古典「緊身衣芭蕾」，我也沒錯過，比如〈章回之舞〉（Episodes）、〈四種氣質〉（The

Four Temperaments），以及〈庫普蘭之墓〉（Le Tombeau de Couperin）。對舞者來說，能表演這些曲目簡直像置身藝術天堂。幾乎每天晚上，我都是在林肯表演藝術中心的舞臺上度過，跳著一支支偉大的芭蕾舞。我的生活可說無懈可擊。身為藝術家的我，靈魂飽滿充實！然而，一季過後，操勞的作息讓我的身體開始付出代價。

身體的痛楚持續不斷。每次排練或正式演出，我都得裹著傷腳才有辦法起舞。受傷部位沒有獲得足夠的休息和照料，一直痊癒不了，也因此，在演出之前幾小時或謝幕之後的隔天一早起床時，我幾乎無法走路。

隨著傷勢一天一天惡化，我得更費力才有辦法咬著牙撐過彩排和演出。我的身體發出強烈訊息，要我好好休息，但我強迫自己不理會這訊息。堅強的意志力和腎上腺素幫助我撐過每一場演出，在這種狀況下芭蕾成了毒品，讓我上癮，即使我知道繼續跳的話我肯定會受傷，但我就是無法停下來休息。痛楚奪不走我要上臺跳舞的強烈欲望。一想到我的生命沒有芭蕾，跳舞的欲望反而愈強烈。

夜復一夜，謝幕之後，我跛著腳下舞臺，上樓到更衣間解開足尖鞋上的絲帶，把雙腳浸在冰水裡。就這樣，我把身體逼到極限，折磨了它幾星期後，終於不得不承認我的傷勢嚴重到非正視不可。沒有舞者想離開舞臺，把角色讓給別人，尤其芭蕾這一行競爭激烈，永遠有人在一旁等著步上舞臺。一想到我脆弱的身體很可能改變或威脅到我的事業，一想到其他女孩有機會跳我辛苦贏來的角色，我就難以接受。

但我努力不驚慌，面對現實，承認我的傷勢很嚴重，不管多少的冰水、止痛藥，或演出前暖身得多好，我終究無法登臺演出。打從十五歲，我就獨居在紐約市，所以，我憂慮自己沒辦法好好照顧我的腳，擔心自己無法承受被其他舞者取代的壓力。我去看醫生，傷腿套進一個大靴子裡，就此暫停所有的表演、課程和每日的排練。我開始專心療傷。

休息了好一段時間後，我準備找回該有的體能和身材，所以加入紐約一間健身俱樂部，開始人生第一次在舞蹈教室外進行健身和體能訓練。我擔心自己休息太久，也很難想像我的狀況會好到能再次登臺，不過我還是努力嘗試各種健身課程和器材，設法讓這些運動對我這副舞者的身軀起作用，但又不能冒險把肌肉練得過度發達，或者讓我的身形大幅改變。我以芭蕾深蹲動作中的蹲馬步來取代踢拳道課程中的開合跳，舉重時絕不舉超過三或五磅（約 1.3 到 2.2 公斤）的重量，隨時保持完美的芭蕾姿勢，每次做完一組訓練，換另一組訓練之前，一定徹底伸展。我開始發現，芭蕾教室外的訓練讓我上起芭蕾舞課程時感覺不一樣，這種交叉訓練發揮不可思議的效果，讓我的

擁有芭蕾明星的修長身材和完美肌肉線條

身體更強壯，也讓我膝蓋和肌腱疼痛的老毛病消失。在很短的時間內，我甚至表現得比以前更好。受到鼓舞後，我開始利用閒暇自創新的標靶式運動，來提升我的耐力和肌力，並鍛鍊芭蕾舞者想達到巔峰所需要加強的肌肉。這個重大發現，開啟了我的美型芭蕾。

　　一開始，我自創美型芭蕾的核心肌群運動是為了讓我的舊傷復元得更好，但腳傷痊癒後沒多久，我就發現這套為了療傷而自創的運動還讓我能以嶄新姿態重回舞臺：我變得更強壯、更纖細，而且比以前更能與我的身體連結。以前跳舞時，我對自己的技術有信心，但現在跳舞時，我是對我的身體有信心，而且這種信心毫不勉強，不費吹灰之力就能感受得到。我很感激這套訓練讓我能延長原本壽命極為短暫、身體負荷很嚴苛的舞者生涯。

　　幾年後，就在我加入紐約市立芭蕾舞團的第十年，我做出一個很困難的決定：從舞團退休，到哥倫比亞大學念書，並追求跳舞以外的興趣。我經過一番掙扎才做出此決定，因為芭蕾可說是我的生命。我對芭蕾的愛深到難以三言兩語道盡，我只能告訴你，我覺得自己是為了跳芭蕾而誕生，我生命裡的每一步都是為了能在紐約市立芭蕾舞團跳舞。我跟這個舞團註定要在一起！想到要離開我深切熱愛、幾乎每晚都認真表演的舞臺，我就好難受，然而，我也開始學著傾聽我內在的其他聲音，那些聲音想要過更平衡的生活，想要嘗試新的藝術表現形式，想要迎接智識的挑戰。

　　加上那時我愈來愈厭煩為了跳芭蕾而不斷犧牲其他事物。我有個正常且快樂的童年，母親是退休的兒童圖書館館員，父親是會計師。我在北卡羅萊納州的夏洛特市（Charlotte）念公立學校，十五歲時搬到紐約念「美國芭蕾舞校」（紐約市立芭蕾舞團的官方學校）。雖然我對芭蕾有著難以言喻的狂熱，但我向來明白，除了芭蕾以外，這世界還有更多東西等著我。決定從舞團退休時，我不曉得這代表什麼樣的意義，也不知道芭蕾在我未來的人生道路上會繼續扮演什麼重要的角色。那時，有部分的我哀悼自己失去了舞蹈生涯和摯愛的舞臺，但另一部分的我對未來的冒險旅程充滿期待。我終於準備好去迎接新挑戰，設立新目標，發現新世界，尋找舞臺外的認同感。

　　我原本以為這劇烈的轉變會讓我感覺空虛或沮喪，沒想到事實正好相反。我雀躍不已！多年來，我的每一分鐘，每個呼吸都是為了芭蕾，現在離開這圈子，日常作息徹底解放。我好愛這種自由的感覺，期待未來那一篇篇等著我填滿的空白扉頁。當然，我會害怕，但也自由暢快。第一個挑戰就是學習放鬆，享受浸淫書海的樂趣，並展開新生活。

開始在哥倫比亞大學上課，我就打算要好好休息。有一整年的時間我沒跳舞，也沒運動，讓身心徹底放鬆。一切順其自然。我不想健身，也沒逼自己去動，所以，想當然耳，我的肌肉變鬆垮，身材開始走樣，衣服和牛仔褲得重新買過，才塞得進我「凹凸有致」的新身材。後來，我準備好開始運動，但不想上健身房，也不想回去上芭蕾舞課。我沒反常──我只是想跟著感覺走，所以決定躲起來在家運動。

慢慢地，我重拾之前為了療傷所設計的那套運動，一邊做一邊修正。身材走樣的我羞於站在其他芭蕾舞者旁，所以躲在家裡運動正合我意。當全職學生那段期間，靠著在家運動，我不僅減掉了贅肉，也鍛鍊出前所未有的好身材。我對我的身體有了新的覺知，開始以緩慢穩定的方式來改變它，傾聽它的需要，適時調整，並留意它對某些運動、食物或生活方式所產生的反應。我沒有那種非得在短時間內穿進緊身舞衣不可的壓力，所以我有時間去分析並思考我的運動方式。而且，我做運動純粹是為了自己，所以一有成效我就很開心。健身再次成為我的習慣，目的是為了讓我的身體更健美、更強壯、更有力量，而不是為了讓自己擁有某種身材。從此之後，我不再因為變胖或把錢浪費在健身房而充滿罪惡感。

這段期間，我創意十足。在沒有壓力或期望的狀況下，我輕鬆愜意地改善之前設計的運動，讓它們更有效果，同時發想新運動，調整飲食。不過最神奇的不是身材改變，而是心情變得更好，那感覺就像發現祕密般驚喜。我弄懂了該怎麼汲取芭蕾的力與美──這是我最珍惜的芭蕾精髓，也是我最懷念的部分──並將它們應用在林肯表演藝術中心以外的日常生活上。效果非常驚人。我發現自己更專注、更有自信、更有活力、更有效率。我開始期待在家運動，將之當成與自己獨處的寶貴時刻，而非暴食之後的懲罰，或者視之為無聊乏味的日常活動。另外，我也發現，一段時間後，我的身材比之前全天候跳舞時更好，而這段期間我甚至連芭蕾舞教室都沒踏進過一步呢。我的身材更纖細、更勻稱、更有自信，朋友和家人紛紛打探原因！

創新和便於調整一直都是美型芭蕾最重要的精神，不管在這套方法的萌芽初期或現在。我開始把這套方法跟朋友和大學同學分享，口碑就這麼傳開來。想找新方法健身的女性，包括演員、藝術表演者、知名的職場女性、模特兒和名流紛紛來找我。所以，哥倫比亞大學畢業後，我就正式發表美型芭蕾。後來有人邀我出城，去外地訓練女星娜塔莉·波曼，當時她正準備出演電影《黑天鵝》的女主角。這個大好機會讓我在紐約的事業正式起飛。一旦出城工作，我勢必得離開我的紐約客戶一段時間，但不管去哪裡，又得跟她們保持聯繫，所以，我跟我的學生合作，開發出一套創新的線上教室，

　　　　　　　　擁有芭蕾明星的修長身材和完美肌肉線條

讓她們不論身處何地——或者無論我在何方——都能繼續進行美型芭蕾。這時，我不得不重新檢視原本以固定地點為基地的生意模式，並認真思考我的生意規模，以便事業能繼續蓬勃發展。就這樣，我雀躍地躋身科技創業家之林——這點連我自己都很意外——開始開發自己的軟體，透過我的網站（www.balletbeautiful.com）提供互動式的線上訓練課程。我很高興我的線上課程也反應出美型芭蕾的基本精神：隨時隨地可做、彈性十足、具創新性。健身的趨勢應當如此，我很驕傲自己在這趨勢上占了一席之地！

剩下的，大家都知道了。

對我來說，美型芭蕾是一連串克服阻礙，達成夢想的過程。一路走來——從當初只是為了療傷、想找到更健康的飲食之道，到後來想把美型芭蕾跟全世界的女性分享、希望我外出上路時仍能跟客戶保持聯繫——我學習到，有條不紊的聰慧作法和思維才是王道。另外，我也發現，只要把握美型芭蕾的原則，沒有不可能的事！我實在很幸運，年紀輕輕就能實現夢想，成為紐約市立芭蕾舞團的專業舞者，而現在，我迫不及待要跟妳們分享我在美型芭蕾發現的夢想。透過美型芭蕾，妳也可以擁有舞者的力與美，也能擁抱妳的內在美。妳，絕對能活出美型芭蕾！

2

思 維 的 力 量：
健 康 、 幸 福
與 成 功 的 關 鍵 要 素

　　雖然我有跳舞的天分，但我總是保持著戒慎恐懼的態度。對美型芭蕾來說，思維——也就是妳對生命的態度——是關鍵要素。妳的內在聲音會幫助妳勾勒出人生目標，讓妳得以預見妳的夢想。思維就是妳對自己和自身能力所抱持的態度，以及妳對周遭世界的看法。當妳遇到阻礙，或者面臨困難，關鍵角色就是思維，而且，決定妳是否能邁向成功的也是思維。妳的思維就是妳的人生羅盤，是非常重要的內在指南針，引導妳全力發揮潛能，實現遠大志向。

　　身為舞者，妳的身體便是一切。妳思考、評估、衡量每個動作、每個伸展、每個步伐和姿勢，為了讓自己看起來最美麗、最優雅、最空靈。但妳本身有何感覺？思維這種東西很難下定義，它既是感性的，也是理性的，同時也具有肉體的意義。

　　為什麼思維很重要？因為透過它，妳的身和心才能合一，我的這套美型芭蕾才能在妳身上起作用，最重要的，妳才能成為一個和諧的完整個體。

　　年輕時我的身心很合一，兩者都處在很自然的狀態，我想很多人都跟我一樣。餓了就吃、渴了就喝，之所以跳舞，是因為全世界沒有比跳舞更能讓我開心滿足。那時，我沒多想，就這麼自自然然地生活著！然而，隨著年紀漸長，我在劇院開始染上其他

女孩的壞習慣，我失去了與身體的自然聯繫，飲食也亂七八糟。身為舞者，我力求完美，除了面臨龐大壓力，有時也得付出慘痛代價。

後來，我在舞蹈教室以外的地方體會到鍛鍊身體的重要，但我的飲食習慣還是很糟糕。我花了一段時間，才體會到不健康的行為所帶給我的感覺。我耐著性子，用心反省，謙卑臣服，開始明白思維對我的身體造成的影響。身體出狀況，經常是思維先出問題，讓我們無法拿出最好的本領，讓我們無法以身體該得的愛來照料它。當我把焦點放在思維，就開始明白我的新陳代謝之所以慢下來，是因為我的熱量攝取經常不足。另外，我也發現，我根本不需要為了追求完美的芭蕾體態，一個禮拜花七十小時在芭蕾舞教室。

跟身體重新連結後，我才體悟到，狹隘的思維會產生負面的結果，相反地，正面、寬恕與開放性的思維能幫助我放鬆，跟身體達成更好的連結，這個體悟帶給我很大的力量，讓我徹底改變人生。

這是一趟發現之旅，我可以用我的親身經驗告訴大家，在妳開始練習美型芭蕾的動作或改變飲食之前，更重要的是去察覺妳的思維，這樣一來，妳才能真正相信自己，相信妳有璀璨的未來，相信妳有能力改變，打造出一個全新的世界。

擴展我的視野

我從紐約市立芭蕾舞團退休，不再每天跳舞後，才充分明白我多麼渴望均衡完整的感覺。

我變成全職的大學生後，開始喜歡透過芭蕾以外的其他方式來表達自己——我滿腔熱情地閱讀、跟同學討論偉大的藝術文學作品，這種生活帶給我一種平衡感。藉由改變環境和日常作息，我開始能夠建立新的自我認同。在哥倫比亞大學的日子，幫助我懂得以口語和知識來表達自己。這種改變讓我終於能真正喘口氣。我很高興不再只能藉由身體來表達我的藝術感受，以前跳芭蕾時，我常覺得自己就像一具沒有聲音的軀體。

我悠哉地品嘗自由的滋味，閒適地過著新的作息，毌需一早趕到舞蹈教室練舞，

　　　　　　　　　　擁有芭蕾明星的修長身材和完美肌肉線條

毋需每晚在舞臺上結束一天。我可以看電影，熬夜，跟朋友閒晃瞎扯，耗上半杯咖啡的時間也無所謂，甚至可以跟男友度個長長的週末。之所以能這樣，全是因為我不再需要每年的十二月跳上起碼四十五場的〈胡桃鉗〉，也不用每週受訓高達七十小時。現在，我可以趁著假日回北卡羅萊納州探望父母。我的直覺告訴我，為了我的身心，我必須脫離芭蕾的世界，徹底休息個夠，於是，我完全不碰芭蕾，也不運動，讓我的身體有機會好好休息復元，找到新的正常節奏。我的身材走樣、肌肉鬆弛，還胖了不少。我盡情地吃，享受以前碰不得的食物。

　　幾個月過去，我調整成學生的生活方式後慢慢發現，其實我開始想念之前跟身體的連結。我感覺得到身體渴望活動，所以，當我的心準備好，我就開始運動，慢慢來，循序漸進，不強迫自己上健身房。在家運動一陣子後，我恢復原有的身材，也開始釐清我對思維力量的理解是不是正確，思索我可以透過正確思維做些什麼。

　　我知道我想在家依照自己的節奏來運動，不要有來自旁人的壓力，所以，每個禮拜我會抽出幾天，躺在大毛巾或瑜伽墊上，重拾我仍在紐約市立芭蕾舞團時替自己設計的運動和伸展。過去十年，我一天跳十二小時，一週跳六天，但現在我一天只做四十五分鐘的運動，身體就有回應，這點讓我很驚訝。我的結實肌肉回來了，身材緊實勻稱，即使我吃下以前認為太超過的食物，比如義大利麵、黑巧克力和起司。我開始有了新的嘗試，生平第一次探索新的健身法，透過新的角度來看待我的生活，這種角度積極正面、容許失誤。就我以前的思維來說，這根本不可能，而現在，我培養出一種柔軟有彈性的思維，願意給自己機會休息，重新來過，所以才能創造出美型芭蕾。但這可不是一蹴而得。我花了很多時間從錯誤中學習，搞懂什麼樣的動作對我的身體有效果，更重要地，也對我的心起作用。

若我們敞開心胸，會發現生命每刻都提供成長的契機，無論這時刻重大或微小。

養成正面思維，相信自己

　　養成正確思維不止是要積極樂觀，在臉上堆出開心的表情。知道我的美型芭蕾後，妳是不是曾經為了想減掉卡路里，瘦個幾公斤，而嘗試這一套方法？現在，我要告訴妳，建立美型芭蕾的思維比為了減肥而嘗試這套方法更為簡單，但也更有深度，更有效果。

　　當妳有活力十足的正面思維，妳就能相信自己，同時相信妳有能力達成目標，不管這目標看起來多困難，或者妳之前失敗過幾次。若妳有負面感覺，或者懷疑自己，不管妳多想改變，有部分的妳會削弱妳的目標，讓妳無法相信自己有辦法真正改變，有辦法愈來愈進步。到底，我們要怎麼克服壞習慣、消弭負面想法，或者扭轉似乎永遠改變不了的行為模式？首要之務就是面對它。好好反省，深入內心，學著設定清楚簡單的目標，然後一路慢慢調整目標，強化成功的感覺。

　　說到底，所謂培養正確思維，讓它鼓舞妳，讓妳有力量做改變，重點就在於學習去相信妳值得擁有妳所渴望的健康、美麗與優雅。對，妳就是值得。我們先從三個簡單的問題開始吧：

1・妳為什麼想拿起這本書？
2・這本書有沒有激勵妳，讓妳想改變妳的外貌和身體的感覺？
3・此外，這本書有沒有讓妳想改變妳對身體和健康的看法？

　　在妳打算開始嘗試美型芭蕾之前，先牢記這三個簡單卻重要的問題。或許，妳可以動手把這三個問題和妳的答案寫下來。一開始，答案似乎顯而易見，但若花點時間，好好思考一下，妳會發現每個答案隱隱之中都具有改變的力量。有時我們匆忙度日，煩惱外貌或者衣服穿起來的感覺，這時，我們的腦袋會立刻閃過一個念頭：如果能瘦個十磅（約 4.5 公斤）就好了！或者，我一定要有好身材！這些念頭很正常，沒什麼

　　　　　　　　　　　擁有芭蕾明星的修長身材和完美肌肉線條

不對，但是，如果妳沒有花時間停下來好好想一想，很可能在不知不覺中誤入陷阱，導致失敗。比如，妳很可能匆匆買下最新的減肥藥丸，或者那種提供各種課程，保證讓妳在兩週內瘦十磅的雜誌，要不，就是不吃正餐，但稍晚後卻大吃特吃。我們太想瘦下來，所以經常找捷徑，但這些捷徑十條中有九條只會通往失敗。

重點很簡單：極端的節食或運動其實是不必要的懲罰，最終將會傷害妳的身心，讓妳離正面目標愈來愈遠。

的確，只吃高麗菜會讓妳瘦十磅，但妳有辦法一輩子只吃高麗菜嗎？一旦回到正常飲食（也就是一般的飲食），後果會很慘，妳的體重會以歷史新高的速度回到妳身上，讓妳徒感憤怒和沮喪。這種不當的節食和身體產生的反應會大大傷害妳的身心。若妳和身體及食物間的關係不自然，要怎麼把妳對身體和食物的看法轉變成建設性的行為呢？這時，妳該做的，是培養一種更正面的思維，相信這種思維會幫助妳，這樣一來，妳和身體、食物及飲食就會發展出更自然的關係。

我靠著毅力和專注力，並相信自己能實現夢想，達成目標，因而開發出這套美型芭蕾，現在，我要鼓勵妳，為了妳自己，請張開雙手擁抱這種充滿活力的生活方式。我把這種思維應用在我的生活時，發現一切都變得不一樣。以前，我滿腦子都是我的外貌，現在，我有興趣的是我的感覺。如果妳不快樂，不滿足，身心失衡，那麼好看的外貌就不具任何意義。

歸根究柢，妳有的是什麼樣的思維？抱持著以成長和改變為前提的態度，相信努力會有收穫，妳的明天絕對會更好。倘若沒有這種思維，任何運動和節食法都將註定失敗。簡單一句話，如果沒有從內在做起，妳就無法真正擁有兼具力與美的優雅外表。

排除負面聲音，聆聽妳的內在

　　妳是否曾發現這些念頭徘徊在妳的腦袋：我的身材變了……我變老了……我的新陳代謝不像以前那麼好了……我恨我的身體……我一點自制力都沒有？

　　在妳擬定好目標，準備往目標邁進時，不該聽到這些聲音。在美型芭蕾的生活中，沒有餘地留給這種滅自己志氣的叨絮。

　　負面的聲音還包括：多吃一勺冰淇淋吧，反正肥都肥了。或者，多年前所造成的某種受傷情緒讓妳的自尊發出負面聲音。不管這些聲音來自何方，若妳選擇聆聽這種聲音，就只能等著嘗敗果。

　　我很努力才學會怎麼排除生命裡的負面聲音，所以，我清楚這不容易。有一年，結束整個夏天的芭蕾生活，在冬天接近尾聲之前，我放了個長長的假，結果胖了幾公斤，重返教室排練時，體重比之前來得重。到了第一次上臺彩排〈胡桃鉗〉時，我還沒減掉多出來的體重，對此，我耿耿於懷。彩排完在後臺做伸展時，他們告訴我，我被換角了。我好震驚，簡直快崩潰，而且好丟臉。我不曉得該怎麼告訴那些想來看我表演的家人和朋友，甚至不曉得該怎麼面對舞團裡的其他舞者。我的心情盪到谷底。最後，我是成功減了肥，那年也重返舞臺，表演〈胡桃鉗〉，但我一度懷疑自己，自尊心低落，滿腦子都是我的體重。後來我發現，我必須把體重跟自我價值區分開來，這樣我的身心才能更健康，而且我也體悟到，一日末了，真正會讓我的外貌和感覺有所不同的不是體重，而是我如何對待自己。這點也適用在任何人身上。

　　當有人告訴妳——或者妳這麼告訴自己——妳不夠好，不夠厲害，不夠

　　　　　　　　擁有芭蕾明星的修長身材和完美肌肉線條

聰明，不夠纖細，不夠有曲線，或者不夠這樣或那樣，妳就很難專注在正面思維上，也無法排除負面聲音。負面聲音會留駐在妳的腦袋，跟妳的內在聲音混淆，然後被自我懷疑、不安全感和恐懼等情緒所刺激而變本加厲，這樣一來，妳註定會失敗。此外，負面聲音也是妳最大的敵人，讓妳無法達成目標，活出幸福健康的人生。若妳聆聽這些負面聲音，就會讓它們阻礙妳達陣，沒一次例外。

　　要削弱它們的力量很簡單，只要去察覺它們，並且牢記，它們來自於外界，不是來自妳的內心。下次當妳聽到自己批評妳的身體、外貌、感覺和行為，請試試以下這些方法：

- **停下來**，花點時間想想妳剛剛說的話。
- **想一想**，妳為何這麼說，為什麼有這種感覺。
- **提醒自己**，妳辦得到。
- **轉移注意力**，去想想妳最近挑戰成功的事，無論這些事與美型芭蕾有無關係。
- **花點時間**，去喚起妳的正面信念，重新跟它連結，相信妳可以達成目標。

　　想消除這些負面聲音，讓正面聲音發揮力量，妳必須懂得去察覺它們，並花時間練習，但經過一段時間後，妳會學到怎麼根據妳的能力來建立新的思考模式，而不會只在意那些妳可能真的有或者根本沒有的短處。

　　讓我們一起來，以正面、鼓舞，具挑戰性的念頭來取代那些破壞性的負面想法，重新看待妳自己，妳的生活，以及妳的身體！美型芭蕾的思維就是這樣發揮效果的。

說到底，美型芭蕾的思維就是讓信心生力量。活出美型芭蕾不單只是調整飲食，或者做運動，即便這些是這套方法的核心特色。妳必須先確定妳的內在態度——也就是妳的自我方向感——能夠指引妳邁向成功，如此一來妳才能讓這些源自芭蕾的健身動作發揮最大效果，透過改變飲食來重塑身材，讓它更緊實勻稱。

若不想陷入節食後暴食，暴食後節食的惡性循環，也不想健身運動淪為兩天捕魚三天曬網的失敗紀錄，妳必須強化正面信念，相信妳可以改變，而且能持之以恆，也相信妳可以達成目標，可以擁有妳想要的新身材。只要培養正面信念，相信自己，相信妳要開始進行的這套新方法，妳一定能改變，迎接嶄新的生活方式。

妳必須遵守下列的步驟，以改變妳的內在聲音，消滅原本會讓妳癱瘓無力的自我批評和自我懷疑，改以能讓妳力量十足的正面聲音來代替，相信並接受妳有能力迎接挑戰，面對阻礙，而且在吃下一大罐冰淇淋後仍能寬恕自己，繼續往前邁進。記住：妳可以改變思維，改變妳的人生！

1‧回想一下這樣的經驗：事情還沒發生妳就先怕了，結果情況果然跟妳預期得一樣糟。這種情況可能發生在工作會議上、工作面試，或者某一次結果慘兮兮（果然如妳所料）的約會。

2‧妳是否想過，如果帶著不同的思維，以開放的態度迎接任何結果，情況很可能截然不同？

3‧妳是否曾逃避挑戰，免得失敗？

4‧現在，妳能想像自己不會那麼害怕失敗或犯錯，敢勇於接受這項挑戰？

5‧妳曾否遇過阻礙，使得計畫、方案或目標無法達成，想要半途而廢？比如想換工作，但妳有興趣的公司拒絕了妳。

6‧現在，妳知道了，不管多努力，一定都會遇到困難或阻礙。既然如此，妳會做些什麼準備來接受挑戰呢？妳對自己有信心，相信妳有辦法克服困難或阻礙嗎？

若妳的思維是建立在恐懼上，老是認為人生逃脫不了某種結果，那麼，想要改變這種思維確實不容易，但絕對有可能。沒人百分之百完美，而美型芭蕾思維的其中一項祕密武器，就是這套方法內建「彈性」和「寬恕」，所以我才會說利用這套方法可以避免走極端。美型芭蕾的運動很有挑戰性，成效很精準，其精神雖嚴苛但同時也很放鬆。身為女人，我好愛這種融合嚴苛和放鬆的運動！我喜歡接受挑戰，但不喜歡被

擁有芭蕾明星的修長身材和完美肌肉線條

強迫，而美型芭蕾這種既嚴苛又放鬆的運動總是能讓我受到激勵，想要做更多。稍後妳就會知道，進行這套美型芭蕾時，妳可以選擇一週做兩次或三次，想做六次也沒問題，端賴妳希望效果多神速而定。我不會殘酷地要妳犧牲這個，犧牲那個，或者餓肚子。當妳改變優先順序後，做決定的方式也會跟著變：妳會主動想花時間好好吃，好好運動，不會覺得運動是一種負擔。妳不會覺得自己好辛苦，付出好大的代價。這種改變會讓妳見到效果，也會增強正面思維。妳甚至會覺得運動是妳每天送給自己的禮物。

　　我有好多客戶長年不運動，甚至討厭運動，在她們的心裡，運動就像惱人的差事。然而，美型芭蕾會讓妳覺得這是一份獎勵自己的禮物——無法運動時還會懷念呢！

　　在妳開始改變行為時，身邊若有人支持妳，給妳加油打氣，對妳會很有幫助。然而，這種好運不會自然而然發生，而且情況也比聽起來更複雜。事實上，有些家人和朋友甚至會在妳開始改變開始成長時遠離妳，或者覺得妳威脅到他們，甚至口出負面話語，表現出不支持的態度。妳要有心理準備，當妳開始發光發熱，周遭某些人會抗拒排斥。別把這些放在心上，他們不是故意針對妳。有些人就是會把別人的改變視為威脅，認為這種改變會影響到他們或他們那種不健康的生活方式。美型芭蕾的思維就是要學習活得盡興，不受別人（或妳自己）的負面聲音所影響而畏縮不前。發生這種情況時該怎麼辦？妳可以在妳的四周建立起強有力的支持社群，妳也可以強化妳的內在力量，幫助自己走在正軌上。

　　接下來幾週，妳要開始改變妳的思維，跟妳的天生能力相連結，做出更好的選擇，找到方法，活出夢想。不過，最重要的是妳必須先設定清楚且可及的目標。「美型芭蕾同好會」在此為妳加油打氣！

設定妳的美型芭蕾目標

　　我這個人很目標取向，喜歡有目標讓我努力，也喜歡陪著客戶一起朝她們的目標邁進——不論她們是為了婚禮瘦身，或者產後減肥，或者準備演出某個螢幕上的角色，還是只是為了夏天能穿上比基尼。設定目標，朝著它邁進的過程會讓妳收穫滿載。記

得嗎？美型芭蕾的重點就是信心生力量。沒有什麼比達成目標更讓人有信心，渾身充滿力量，無論目標大或小！設定美型芭蕾的目標可以幫助妳達陣，實現夢想。設立簡單的目標非常重要，怎麼強調都不為過——這是活出美型芭蕾的關鍵！

設立目標是最重要的內在工具，可以幫助妳保持健康，真正改變生活方式，而且讓改變能持續下去。沒有目標，妳會迷失，會被一路上遇到的阻礙給絆倒，或者痛苦無助地看著妳辛辛苦苦才有的成就化為烏有，忽然之間（或許沒那麼忽然），減掉的肥肉全都跑回身上。美型芭蕾的目標可以防止這些挫敗感，讓妳持續往正確的方向邁進。

設立美型芭蕾的目標可以幫助妳與正面思維保持同步，做出符合妳期望的行為，讓妳成功活出美型芭蕾！一旦妳學會跟目標連結，妳就能開發妳的內在資源，讓它們幫助妳專注，引導妳，即使生活匆忙，難以預期。有目標的生活一定會帶給妳驚喜，最重要的是，妳必須有一套方法來達成目標。

下面我會提供一些簡單的技巧和檢查清單，幫助妳更有效地設定目標，達成目標，擁有更佳的健身效果、更健康的飲食之道和生活方式。無論妳的目標是要瘦個十磅（約4.5公斤）或二十磅，或者想穿上衣服時更有自信，或者只是想感覺更強壯、更清爽、更容光煥發，我都能幫助妳輕輕鬆鬆把最重要的渴望變成可以達成的目標。

不是我臭蓋，真的是這樣，即使妳不曾踮過腳尖，不曾上過一堂芭蕾課。我的這套方法就是設計給所有女人，不管任何身材，任何舞蹈經驗……就算從沒跳過舞，也一樣適用。請牢記這一點，免得日後妳熟悉動作後，會期望自己把某些動作做得跟練過二十年芭蕾的人一樣！

設定目標是一種過程

決定目標和實現目標可不像說出期望結果那麼簡單。如果設定目標像許願那麼輕鬆，大家早就過著田園詩歌般的悠哉生活，擁有最理想的身材、體重和噸位。請別誤會，我不是說這種情況不可能出現，相反地，我相信每個女性都有能力改變身體和生活，擁有符合自己內在期望的身材。然而，從我自己和客戶的經驗中，我也學到，設

　　　　　　　　　　　　擁有芭蕾明星的修長身材和完美肌肉線條

定目標是艱辛的過程，但也會讓妳收穫滿滿。

我很喜歡這過程，因為它確實是一條通往夢想的路徑，而且所有人都辦得到。在這過程中，妳必須完全對自己誠實，坦誠面對妳的優點和缺點，而首要前提就是好好探索妳的內在，弄清楚什麼對妳有用，什麼會讓妳受到激勵，以及什麼會讓妳想放棄。有效的目標設定一方面要靠準則，另一方面要靠自我覺知力，絕對不可能一招走遍天下。在這過程中，妳必須學著聆聽妳的內在聲音，學著信任自己和妳的直覺。記住，直覺很少把妳帶往錯誤的方向。

還記得我在大學時期想重新練習美型芭蕾的經驗嗎？我的身體告訴我，我想開始健身，但我的心很不想走進健身房。後來我決定傾聽我的內在需要（即使當時我不完全明白那是什麼），自己關起門來在家裡運動，才成就了後來的這一切——這，就是美型芭蕾的主要精神。所以，要相信自己，去做妳的身體此刻需要做的事，並深信這些事情會帶來改變。設定目標就像妳對衣服和食物的品味，獨一無二，每個人都不同。

最後，設定目標需要努力及毅力，這樣一來，妳才會覺得一天比一天更接近目標。這樣的辛苦很值得，別害怕辛苦，辛苦之後，其他的自然水到渠成。目標的美妙之處就在於過程，它提供契機，讓妳更了解自己，進而去思考為什麼過去會失敗，並獲得慰藉，找到新力量，有辦法開始相信妳自己和妳的能力。

或許，目前的狀態讓妳很沮喪，讓妳亟思改變。沒關係，不管妳當前的狀況如何，美型芭蕾非常有彈性，絕對能迎合妳的狀況，幫助妳界定目標，讓妳找到內在資源去達成妳的所有夢想，不管在身、心或靈方面。

美型芭蕾能幫助妳在繁忙的生活中

嘉布麗列談目標設定

我的目標很簡單：一週做三天美型芭蕾運動。我覺得這樣的運動量很切合實際。從其他女性同胞的經驗，我知道只要去做，就會看見改變，所以，我一點都不害怕。不管遇到什麼困難，我願意對自己許下這個承諾，讓這承諾改變我。我不是舞者，所以我的目標之一就是不讓「某某人會跳芭蕾／某某人不會跳」這種刻板印象阻礙我，影響我的選擇。開始做美型芭蕾後，我很快就看見身體的改變，也聽到周圍的人說我看起來不一樣！現在，我有信心，會盡可能多多練習。

擠出更多時間和精力。我要開創事業，經營公司，忙得不可開交，所以非常能體會要擠出時間來運動有多困難！我也明白自己很幸運，能利用教課時跟客戶一起運動。我知道若在辦公桌前或汽車裡坐太久，會腰痠背痛。總之，我跟所有女性一樣，卡在事業、家庭和個人生活之間，試圖找到平衡點。後來，我減少其他活動，終於找到平衡。比如，現在我自己用銼刀修指甲，不去給人做指甲美容。另外，我也不花時間吹乾頭髮。要到高級餐館吃晚餐或者拍照時，我只上睫毛膏！如果需要做臉，我就利用收發email時敷面膜。這樣一來，我就有時間運動，採買健康的食物。對我來說，這兩件事遠比其他更重要。事實上，我們不可能什麼都做到，但排定正確的優先順序可以讓妳走得長長久久，做出正確的事！

許下承諾，釐清目標

妳曾否努力減肥，想更健康，卻一次又一次對自己和妳的身體感到失望？我知道很多女性同胞嘗試節食和激烈運動，但經常無疾而終。怎麼會這樣？白忙一場，徒勞無功，還因此覺得人生失控，從此相信自己無法改變體態。要不，就是走極端，只喝流質食物，甚至完全不吃，只因這種減肥法的效果立即可見。

對於那些有一陣子沒運動，或者始終處於節食狀態，不停運動，試圖減肥或雕塑身材的女性來說，這種沮喪感很常見，差別只在於後者會把自己累得像條狗。另外有些女性同胞希望瘦個十磅或二十磅，她們努力吃正確食物，努力運動兩個禮拜，然後有一天，狀況不好，沒去運動，也忽然失去意志力，沒挑選更適當的晚餐，隔天早餐更亂吃起來，對這種女性來說，沮喪感也是必然。才一眨眼，她們就失去所有的動力，投降放棄，絕望灰心，完全喪志，不僅不再相信她們原來採用的方法，甚至連自己都不相信。這種情節聽來是否很熟悉？

我也有過這種狀況，感覺真不好。我曾經發胖，曾因體重沒出現我預期的變化而挫折沮喪，但現在回頭看，我知道當時的挫折來自於沒有綜觀大局，沒有把我的健康和快樂考慮進去。那時我只想快速瘦身，希望穿上緊身韻律服或緊身牛仔褲時看起來更纖細，沒去想到這種速成的節食法反而會破壞我原本頗快的新陳代謝，讓身體的所

有功能變得紊亂。後來我退一步看，才了解這道理。同時，我也因此明白，設定目標時得先有心理準備，瘦身成效不會一夕立見。

我們之所以無法達成減肥或健身目標，經常是因為一開始訂立的目標不切合實際、不健康，沒在能確保成效的正確架構內來進行。目標不夠具體，或者目標的本質不夠健康，導致我們愈來愈沒動力，愈來愈灰心。舉個例子，妳想改變飲食模式，於是在嚴格節食一陣子後有幾天隨心所欲地吃，那麼，妳就不該期望效果會持續。對自己好一點，給自己休息一天，這是好事，但一開始限制熱量，以便為了日後能隨心所欲大吃，或者吃不健康的食物，這種作法只會削弱妳的目標達成力，影響妳的正面思維，而且對身體也是一種折磨。不夠清晰、不夠簡單的目標經常淪為心願，因為面對這樣的目標，妳很難下定決心去實踐，久而久之就會失去動力，不再努力。

好消息是，若妳很清楚自己的目標，認同它，並具體擬定達成目標的每一步驟，妳就能真正相信妳的目標，相信付出努力就辦得到。這就是成功。每天的一點點成功累積起來就會影響整體，自然而然，妳就會抵達妳想要的境地。

真正的改變不會一夕之間發生，不過，沒關係。慢慢進步，效果持久，總比迅速改變卻不持久來得好，尤其與健康有關的事更是如此。我建議妳以時間順序來細分妳的目標，比方兩個禮拜、一個月、三個月和六個月後分別要有什麼樣的成效，這樣一來，妳就不容易偏離軌道，可以持續地往目標邁進。

我不是叫妳把目標訂得低低——事實上我最討厭聽到的就是：慢慢來，別把目標訂得太高！永遠別低估妳的才華、妳的能力、妳的智慧，也別讓別人狹隘的視野或眼界窄化妳的自我概念。好好享受達成美型芭蕾目標的過程，跌破他們的眼鏡！

以下這些問題可以引導妳界定目標：

1．有哪些身體部位是妳特別想改變？

2．有哪些身體部位是妳特別想強化或讓它變修長？（通常強化和修長會同時發生！）

3．以妳的體型和新陳代謝的速度來看，妳心目中有理想的體重嗎？想減重的人一定要切合實際，這點很重要。最安全也最能成功的減重速度是一個禮拜減一到兩磅（約 0.45 到 1 公斤），所以如果妳想減十磅，就要計畫五週或更長的時間，如果想減二十磅，起碼要十週以上，依此類推。

4．妳想把運動融入日常生活中，好讓自己更有活力，白天工作時更專注，晚上

睡得更好嗎？那麼，妳必須擬定計畫，對妳的計畫許下承諾，將美型芭蕾的運動排入每週的行事曆中。

妳可以一次設定多個目標，最重要的是清楚每個目標，並以具體的行動來達成目標。對有些人來說，一次改變一項以上會負擔太重，但偏偏有人喜歡密集式的整體改變。視妳自己的狀況而定——最了解妳的人應該是妳自己。

聚焦於成效，動力會更強

美型芭蕾最能激勵人的原因就是它成效驚人！我一次又一次見到女性朋友的身材變修長後，整個人變得多有活力，多受到激勵。我鼓勵客戶一週至少做三天美型芭蕾，這樣一來妳的身體就會在幾週內出現明顯的改變。

我的客戶之一嘉布麗列說，「兩、三個星期後，我就見到初步的效果。我發現我體力變好，身材更緊實，一個月後，我甚至發現腰圍和臀圍有了顯著的改變，整個中圍，連同大腿內側、臀部和髖部兩側都變得緊實勻稱，這些部位是傳統運動會忽略到的地方。以前我花很多時間在健身房運動，總覺得沒什麼效果。而現在，我一週只做三次美型芭蕾，就忽然感覺到身體起了很大的變化！」

凱薩琳也注意到自己在很短的時間內改變了身材。她提到這種變化是如何激勵她。「我想，美型芭蕾見到的立即成效會激勵妳更努力。才做兩個禮拜，我就見到成效，所以才能持續下去。我不是個天生熱愛運動的人，因此這麼迅速的成效真的激勵到我！」

珍娜的美型芭蕾體驗則跟前兩位不同，她人高馬大，精力充沛，一副運動員的身材。她想達成的改變跟其他人不一樣：

「我喜歡美型芭蕾，它讓我變得更平衡，改善了我的姿勢。我這輩子都跟運動為伍，很容易變得魁梧，自從開始做美型芭蕾後，我發現我的肌肉延長了，美型芭蕾讓我更有女人味，同時又保有旺盛的體能。」

妳的目標反映出來的正是妳的需求，而不是別人的需求！

妳想要什麼？

　　這個問題是不是很難回答？我們多數人大概都會被問倒吧。很多人開始思考自己要什麼時，就會覺得壓力很大，而這種感覺會讓我們無法頭腦清楚地回答這個問題。我想，對於習慣把別人的需要擺在自己前面的女性來說，這個問題尤其困難。妳的目標是當個更好的媽媽、妻子、員工、藝術家或老闆嗎？或者，妳的目標很簡單，而且跟身體有關，就是穿上六號（S 號）的牛仔褲。後者並沒有比較自私或虛榮——重點在於妳怎麼評價自己和妳的夢想！我敢說如果妳深入審視妳的目標，妳會發現上述任一角色的成功會大大影響到妳的健康和個人的快樂。暫停一下，想想妳的能量、健康，甚至快樂程度會如何影響妳想要過的生活。論及目標，有時觀念轉換一下就能讓妳看得更透徹。

　　現在，來做做以下這幾件事：

- 花點時間思考一下，釐清妳的思緒。
- 享受思考時的平靜感覺，從中找到樂趣！
- 說出妳希望改變的身體部位（或行為）。
- 妳是否相信這個改變有可能發生？
- 讓我們找出方法來幫助妳改變！

　　設定目標時，這組步驟很有用。妳毋需花精神冥想沉思，或進行某種注意力練習。事實上，這組步驟之所以這麼有用，正是因為它很簡單。如果妳靜下來，好好聆聽自己，就會知道該設立什麼樣的目標。當然，要靜下心，跟身體連結，方法不止一種，冥想和呼吸練習都是很有效的工具，不過有時我們可以利用更輕鬆的方法來辦到，比如花點時間來感受妳的身心平衡，暫停下來想想自己真正要什麼。這些都可以讓妳有源源不絕的能量和正念。

保持專注，擁有同好會的支持

很多狀況會阻礙我們：

「我遲到了！沒時間上健身房。」

「我昨晚亂吃一通，覺得自己變肥了。今天狀況應該會『好一些』，明天再開始運動吧。」

「我累到連做晚餐的力氣都沒有。」

「我不可能甩掉我的嬰兒肥。」

生活出現這些狀況時，要怎麼讓自己繼續專注在美型芭蕾？妳要採取開放的態度，利用正面的思維，這種思維可以讓事情有彈性地調整優先順序，幫助妳嘗試新的事物，持續進行美型芭蕾。

我有個新客戶，將近四十歲，她從二十出頭起就沒運動過。有一天，她「忽然」發現自己胖了十五磅（約 7 公斤），怎樣都瘦不下來，也找不到時間運動。「帶著一個十六個月大的寶寶，我要怎麼上健身房？」她沮喪地靜靜問著我。

她一心只想著健身房，惦記著十五年前念大學時經常在健身房運動兩小時，嚴格實施節食和健身的日子，苦惱著自己無法把現在和以前那種生活交融在一起。有可能兩者兼具嗎？當然可能。有必要嗎？沒必要！我建議她拋開健身房，也甩開罪惡感。我幫她設計了一套運動，包含十五分鐘強效精華版當中的幾個動作，以及有空時可以進行的六十分鐘全套運動。結果，她很興奮地發現，一個禮拜才做兩天，她的身材首次出現多年來的緊實勻稱。這些改變鼓舞了她，讓她開始講究飲食，設定更大的目標。

為了跟妳的最終目標保持緊密聯繫——這目標就是活出美型芭蕾——妳必須專注在眼前的目標上。許多實施美型芭蕾的女性利用同好會來幫助她們專注於目標。跟同好社群保持聯繫，可以幫助她們更努力朝目標邁進。就像珍娜說的，「採取美型芭蕾的人都具備女性的獨有特質，比如理解、接納和溫暖等能力，她們美麗、柔軟，同時堅強有主見。」

凱薩琳則說，「跟美型芭蕾同好會等支持我們的群體保持聯繫」，可以讓我們「擁抱彼此的差異——採用美型芭蕾的女性來自不同背景，身材各異。這種感覺讓我深受

擁有芭蕾明星的修長身材和完美肌肉線條

鼓舞，好像身處安全網中。大家都在同一陣線上，努力達成各自的目標和夢想。」

接下來妳會發現，跟美型芭蕾同好會保持聯繫可以增強妳的信心，讓效果更顯著！和其他人分享妳的美型芭蕾運動，會讓妳更專注於目標，持續進步，以好玩又充實的方式來享受這套方法帶給妳的好處。

簡單的目標：
遠離極端法，目標要切合實際

就算是最崇高的目標，也都必須以最簡單的方法，每天持之以恆才有可能達到。這是美型芭蕾很重要的原則。我不會要求妳餓肚子、連續十天只喝檸檬汁或楓糖漿，或者放棄所有的乳製品、糖果、咖啡和酒精，但我會要求妳每天都要專注在自己身上。可能是做十五分鐘或六十分鐘的運動，或者把每晚的甜點改成新鮮水果。

妳要做的就是去想想該如何照顧自己，每天起碼選擇一種動作，專注在那動作上。

妮可跟我們分享了美型芭蕾如何大大幫助她獲得均衡的營養。「我一直對養生很有興趣，不過關於養生的訊息多如牛毛，各種意見都有，看得我滿心疑惑。但美型芭蕾讓我學到健康均衡飲食的重要。瑪麗・海倫的方法只強調健康和營養，讓飲食之道變得很簡單，現在，我就是依照這個原則來過日子。就算我忙得焦頭爛額，或者快遲到了，也不會不吃早餐，而且，懂得吃更均衡的全食物。現在，我壓根兒不考慮節食，卻能變得更瘦、更放鬆，也更健康。」

花點時間去學習做出有意識的決定，讓正確的決定融入妳的新生活，這樣一來，妳就不會覺得做決定是一件苦差事。

目標範例

　　無論妳的目標是為了即將到來的某件事而瘦身，或者想穿小一號的衣服，或者單純只是想減掉那幾斤看了就煩的肥肉，很重要的一點，妳必須把這目標當成浮標，而這浮標要能浮起，得靠正面的思維、妳吃下去的食物、運動的頻率和時間長度，以及妳所找到能支持妳的社群──這樣的社群可以幫助妳更聚焦於目標，敦促妳達成目標。

　　舉例來說，如果妳的目標是一週減一磅（0.45公斤），那麼，應該別碰哪些食物？該用什麼食物取代不能碰的食物？最該先剔除的就是加工食品和精緻的白糖類食物。將這兩項排除，搞不好一週就可以瘦一磅以上。而且妳會覺得精神更飽滿，膚質更佳，連覺都睡得比較好。

　　有些女性則決定不把目標放在減重上，她們認為能鼓舞她們的是更良好的自我感覺。她們的目標或許就如凱薩琳所言，把拿鐵咖啡裡的全脂牛奶換成脫脂牛奶。

　　不過，有人的目標跟飲食無關，而是跟運動有關，比如一週三次，每次做一小時的強效精華版。

　　不可思議的是，不管妳的目標跟飲食或運動有關，都能達到同樣的成效：更健康、更輕盈、更優雅勻稱的身體。

　　蘇珊分享她的運動。「一開始我不清楚自己想要追求什麼。生完第一胎後，我的身材當然略微變形，我希望找到方法讓它恢復產前的樣子，不過，我要的是正面、有趣且能讓人開心的方法。我也知道自己必須更強壯、更健康，因為我打算懷第二胎。採用了美型芭蕾後，不僅願望全都成真，而且還學會愛我整個身體！現在，我覺得自信滿滿，健康強壯！」

　　凱薩琳把目標放在美型芭蕾本身，想利用這套方法的彈性和便利性，來讓自己覺得她有能力達成其他的人生目標。「這種承諾不可怕，因為這套方法看似複雜，但其實本身滿有條理，所以很容易跟得上，做起來絕對沒妳想得那麼可怕。」

　　妳的目標是減重？吃得更正確？自我感覺更好？讓身材勻稱？妳不需要設定極端的目標，也能達到妳想要的成效。設定目標時，請記住這幾點：

　　1．預估達成目標的時間要合乎實際。妳絕不可能一夕瘦十磅（約4.5公斤）。給自己兩個禮拜時間，確確實實去做美型芭蕾，妳就能瘦得健康而且不復胖。

2・夢想遠大，步調放慢——一次一小步！

3・擬定計畫：找出妳想加強的身體部位，確認妳想改變飲食到什麼程度，然後排定時程表來執行這項計畫。

4・每天想像成果。這很能激勵人心，會讓妳更有力量往目標邁進。

5・記得保持彈性，預留空間給突發狀況！這個原則很重要，可以幫助妳持之以恆往目標邁進。另外，找些方法來獎勵自己，但這方法可不能違背妳的目標，而且還要能幫助妳達成目標！

關於設定目標的步驟，不用想太多，簡單為宜，掌握原則才要緊。

跟全世界數千位女性一起共事的過程中，我學到一件事，那就是每個人想實行美型芭蕾法的動機都不同。妳可能是為了改善姿勢，讓身材更修長勻稱，妳的朋友可能一心一意想減掉中圍的肥肉，讓心臟更有力，還有些女性則是希望整個身材小一、兩號，以便夏天穿起短褲時更有自信。

也許，妳的目標跟體重無關。妳可能全身懶洋洋，悶悶不樂，後來聽說「清爽潔淨的飲食」會讓妳更有活力，頭腦清晰，於是妳相信吃下更貼近自然的食物，身體會更有直覺力。確實如此：全食物會讓妳感覺更輕盈，思慮更清晰，變得更積極

體重計的風險

量或不量？這問題問得好。關於這問題，我有兩種看法。一方面我認為量體重可以幫助妳看緊妳的身體，提醒妳若一次吃下太多妳熱愛的冰淇淋會有什麼後果，另外，也可提醒妳是不是一下子瘦太多。但另一方面，量體重很可能讓妳沉迷於數字，不可自拔，以至於吃得過少……最後導致吃得忽多忽少。再次重申：我這套方法，最重要的精神就是平衡。適時量體重可以幫助妳持續減重，但它就像計算卡路里，這方法對有些人管用，對某些人卻會起反效果。我的建議是，別執著於數字，把注意力放在健康和快樂上。如果妳想把體重計拿掉，不去管數字，那就留意身材的變化——衣服的合身程度，還有妳對身體的感覺。

樂觀。

在下一章，我會帶領妳結合思維和目標，展望一個更均衡更成功的人生。

妳愈運動，會覺得身體愈強壯，妳愈強壯，就愈覺得踏實，這種正向回饋會形成良好的循環。

妳想做美型芭蕾法，是因為想讓自己更有自信嗎？

激勵妳來做這套健身法的是妳自己或者別人的期望？

我要說的重點是，傾聽妳的動機，專注在妳的目標上。

修正目標、重新預想成效、獎勵自己

當妳專注於目標，日子過得愈來愈有美型芭蕾的味道，妳會發現妳的目標自然而然地變了。這是好事。完成一個小目標後，妳會想給自己設定另一個目標，這種狀況可能發生在妳開始做美型芭蕾的兩週或兩個月後。時間不是重點，重要的是妳的感受。

- 邊做邊修正妳的目標
- 重新預想成效
- 隨時獎勵自己

成功節食一陣子後，千萬別以食物當獎勵！這是一種惡性循環，會讓妳陷入吃得過多／吃得過少的輪迴狀態。採用跟目標不衝突的獎勵法！比如在放有浴鹽的澡缸泡個長長的熱水澡，晚上在家穿上浴袍，敷個臉，給自己來個身心 spa。或者，跳脫忙碌的生活，放空一下，以妳最愛的小說配上一壺熱茶。或者，下班後散個長長的步再回家。獎勵很重要，因為它們能幫助妳維持平衡。記住，利用食物當獎勵，巴著大披薩或一大盒冰淇淋，絕對無法帶給妳上述方法所具有的獎勵效果！

下一章，我們會更深入談到該如何獲得更平衡的飲食和生活。平衡是美型芭蕾思維的重要關鍵，是妳每天保持彈性的基礎要件。

擁有芭蕾明星的修長身材和完美肌肉線條

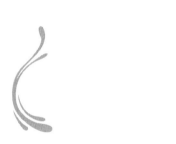

3

測量身心健康的基線：
取得平衡，
留意妳的感覺

　　專業芭蕾舞伶的生活需要耗費大量體力，心理狀態得保持穩定，還得充滿自信。這種嚴苛的體能要求不僅為了藝術，更為了培養驚人的意志力，以便能站上舞臺，一夜又一夜在數千名觀眾的面前表演。

　　我們每天都要接受殘酷的體能訓練，無怪乎芭蕾舞伶素以嚴格紀律著稱！每週用七十小時將身體推到極限，不停追求體能與藝術的最完美狀態，這種生活非得靠紀律不可。妳的每一天、每個想法、每一次起舞，甚至連做夢，全都圍繞著芭蕾——這種情況自然到妳幾乎不覺——因為妳根本沒時間做其他事。白天忙著把芭蕾舞鞋穿壞，然後補鞋（有時一天要壞上三、四雙），伸展，排練，幸運的話晚上能登臺表演，享受靈魂在舞臺上飛揚騰起的剎那。這種嚴苛的生活方式多數人難以想像。妳得全心投入、全神貫注才能過這種日子，而要能投入貫注，全賴妳的內在平衡，這是關鍵點。

　　但這也是最棘手的部分。要在一個追求極端的世界裡找到平衡，實在很困難！好幾次，他們告訴我「把眼罩戴上」，「別管周圍的人和事」，只要專注在跳舞上。身為一個藝術家和女性，我總覺得這樣不對。這種生活讓我感覺被困在籠子裡，綁手綁腳，不能成長也呼吸不了。後來我為了自己，步下舞臺，展開戲院外的豐富人生，才

明白我必須更意識到平衡，於是，我開始好好照顧自己、好好吃，好好放鬆，因為對我來說，這些很重要。

　　若想過得踏實、專注有信心，保有持續的成果和快樂，那麼，無論做任何事，妳非得找到平衡點不可。沒有平衡，妳會精疲力竭，承擔所有的副作用。

避免極端

　　我很幸運，早早就發現舞蹈教室外的訓練讓我能好好照顧我的身體。我也（從不斷的嘗試和錯誤中）學到，極端的飲食會讓我不快樂、沒安全感、體力不穩定。透過訓練，我成為芭蕾舞伶，但就跟妳們所有人一樣，我的身體也不是鐵打的。嚴格的節食法我試過好幾回，後果慘兮兮。這些慘痛教訓讓我發現快速減下來的體重最終會反撲回來，因為節食到了某階段，妳會滿腦子食物，最後肯定復胖。這樣的生活不健康，也讓人覺得空虛。事實上，還會讓妳非常沮喪，覺得自己每件事都做不好，不管是新陳代謝、思維和身體，沒一樣掌握得了。

　　找到飲食和健身的平衡作息，會幫助妳減重，改善外貌，讓妳的自我感覺變得更好，最重要的，能讓這些辛苦獲得的成果維持下去！效果神速的東西很誘人，但根據我的親身經驗，不管哪種健身與生活方式，其真正價值在於是否能持續下去。換言之，若想保持專注力，保持健康和快樂，就得避免走極端（比如吃太少或吃太多，完全不動或過度運動），這一點，我怎麼強調都不為過！當專業舞者時，我學習藉由美型芭蕾和教室內外的交叉訓練來平衡我的芭蕾課程、排練和表演等作息，讓我有強壯健美的身體，而現在，我學到飲食和思維也要均衡一下。

　　正如珍娜所言，「美型芭蕾的運動具有高度便利性，而且動作本身不劇烈，所以就算站著，也能多少做一些。這套運動比較像一組整合起來的動作，可以融入我的生活，所以我毋需離開原本的作息，特地跑去健身房。或者，即使跟別人一起做這套運動，我也能繼續跟自己保持連結，保有自我認同。」

　　進行強效精華版，不止是為了培養體力和肌力來做出完美的劈叉跳或腳尖三轉圈，也為了學習更貼近自己，如此一來妳才能知道自己想要什麼，能排出最適當的優先順

　　　　　　　　　擁有芭蕾明星的修長身材和完美肌肉線條

序，同時保有彈性，懂得寬恕，不把自己逼出反效果。

　　平衡也意味著貼近自己的感覺。如果原本活力十足的妳忽然變成有氣無力，或者昨早起床精神奕奕，今早卻無精打采，這代表妳可能做了什麼事，導致身心失衡，情緒不穩。平衡的生活由身體做起，但情緒和心智的平衡同樣重要，三者缺一不可。

身體的平衡

　　要保持身體的平衡，妳必須：

- 學習聆聽
- 不剝奪身體的需要
- 知道怎樣在「墮落」時調整心情，繼續往前進
- 經常考慮到身體的需要

　　這整本書不斷重申，剝奪身體的需求絕非好事，因為這會讓妳失去平衡，吃得過多。吃健康的全食物，攝取足夠的能量和營養，我們的身體才能有最好的表現。妳可以少量多餐，或者好好吃健康均衡的三次正餐。根據經驗，最好每四小時吃一點健康的食物，而且避免狼吞虎嚥（本書第三部會提到健康的零食和少量多餐的原則）。

　　規律進食，能讓血糖穩定，避免出現失控的渴食狀態（尤其是對糖類和澱粉等碳水化合物的強烈渴望！），讓妳的身體保持平衡。長時間耗費體力卻沒進食，會讓血糖降低，頭昏眼花，煩躁易怒，而且一旦開始進食，經常會吃過頭！

　　我認為不吃是很糟糕的節食方式，不僅會破壞妳的新陳代謝，還會讓妳陷入壓抑與暴食的惡性循環。現在，妳應該可以明白走極端是很危險的事，會威脅到妳的平衡和健康，阻礙妳成功。在第八章，我會具體說明該怎麼擬定飲食計畫，不過，現在，我要妳找出會讓妳暴食的事物，並且學會避開它們。所謂的暴食，是指情緒化或無意識地吃入身體不需要的多餘熱量，而這種狀況發生時，妳通常不會注意到，比如邊開車邊吃、邊講電話邊吃、站在冰箱前順手拿起來吃，或者坐在電視機前所吃下的食物。

妳是吃太少，吃過多，或者吃得剛剛好？

想要避免走極端，切實地做改變，最好的方式就是讓妳的心保持彈性。在接下來幾章中，妳會發現，彈性讓妳可以在表現不好時原諒自己，繼續專注於可幫助妳達成目標的簡單步驟上，找出方法讓自己吃得剛剛好。

暴食或進食不足經常是一種不平衡的惡性循環，讓妳心情低落，情緒備受折磨。根據我的經驗，這兩者有可怕的因果關係：吃太少會導致暴食，反之亦然。美型芭蕾的目的是要稱頌妳的身體，滋養它，讓它表現出最好的狀態，展現出最強壯、最有彈性的一面，所以，沒有餘地留給這種惡性循環。吃太少是對身體的懲罰，因為它需要的正是適當的營養。而且吃太少絕對會讓妳有更強烈的進食欲望，造成妳的身體和新陳代謝失衡，讓妳不快樂，甚至體重飆升。

克服這種暴食的最好方式就是去察覺妳正在做的事！如果妳連自己在吃什麼都沒注意，妳就不可能享受食物，獲得滿足感。

保持活力

另一個維持身心平衡的重要方法就是規律運動。學著傾聽身體，留意妳在哪個時段運動起來最舒服——早上或晚上——然後擬定一個能滿足妳，適合妳，可幫助妳達成目標，並讓成效維持不墜的運動計畫。如果妳討厭早上運動，我不會硬要妳相信早上運動最好。或許，最適合妳的運動時間是晚上，因為到了晚上妳可以釋放一整天的壓力，專注在自己身上，享受跟自己相處的片刻。可是，如果工作限期、家庭責任或朋友聚會常阻礙妳晚上運動，那我會強烈建議妳，設法把運動時間排在早上或中午。

保持動力的方法就是傾聽妳的身體，留意運動時有多愉快。這種身心調和的感覺是動力的關鍵。大家或許都有明明不想動卻打起精神來運動的經驗，所以應該知道，振作起來動一動會讓我們感覺更好。當妳懶洋洋，壓力大，沒時間，妳要提醒自己運動所帶來的神奇效果，想想運動之後的美好感覺，激勵自己往前邁進一步！

我不會跳過任何一餐，同樣地，我每天都會設法擠出至少十五分鐘來運動。就算一天工作十六小時，在大小會議和訓練課程之間奔波，忙著寫部落格，經營日益茁壯的美型芭蕾事業，我也一定設法找出時間來運動，而這種堅持，單純是為了我自己。我知道我很幸運，可以利用教課或訓練別人的時間順便做運動，但這種好運不會每天都有。有時候我連擠出十五分鐘的時間都沒有，可是我會提醒自己，強效精華版與維持良好狀態的重要性，所以我會利用等麵煮熟的空檔，迅速做做心肺運動系列裡的天鵝手，或者早上沖澡前做點腹肌運動。記住：積少成多，每個動作都有回報！

規律運動有很重要的骨牌效應：妳愈運動，身體就愈能適應體能活動，愈能提高新陳代謝（這樣一來就能整天燃燒脂肪！），而且心思會愈來愈敏銳，專注的時間也跟著拉長。妳會忽然變得有效率，更有自信，生產力大大提高。

不需要一天五小時的專業健身訓練，也毋需做得氣喘噓噓，汗流浹背，妳就能達到這種效果！就算妳很忙，只要抽個十到十五分鐘運動，自我感覺就會更好，更有能力選擇更適當的食物，更有動力持續地做運動。

維持成果

回頭看我早年的節食過程，我可以清楚知道為何當年註定失敗。那時我只想達到某種成效，卻不懂如何維持住那成效。許多長期節食的人一聽到「維持」兩字，就會發愁，因為這兩個字讓她們想到餓肚子減肥時必定面臨的停滯期，或者讓她們想起之前的失敗。

美型芭蕾不一樣。妳很努力擁有美型芭蕾的新身體後，只要找到平衡，避免極端，很簡單就能維持住這樣的體態。妳要做的只是每天問問自己：我早餐吃了什麼？今天吃了足夠的水果、蔬菜和全穀類嗎？運動要做十五分鐘或者久一點？今天喝的水量夠不夠？

這些問題會幫助妳調和感覺和需求，幫助妳培養信心，對自己的身體更有意識，能在吃太飽之前就打住，而且在日子混亂，步調失控時能修正調整妳的飲食習慣。如此一來，美型芭蕾就能真正融入妳的生活，而不止是妳正在嘗試的一種新運動或節食法。到了這階段，感覺真甘美，我很希望妳能體會這

> ### 記得休息一天
> 我通常一個禮拜會找一天，整天休息、放鬆，讓體力復元。身體需要休息，心也需要喘口氣。不過別把休息日和「墮落日」給混淆了！休息日是要犒賞妳的身體，但墮落日是放縱地大吃大喝，傷害妳的身心平衡，讓妳無法活出美型芭蕾。

種滋味，留住這美好的感覺！或許這麼說聽起來不夠令人神往，不過美型芭蕾平衡法的成功關鍵就在於，妳知道偶爾吃一、兩片披薩無妨，就算跟朋友相聚時小酌幾杯，隔天照樣能輕鬆自信地運動。

　　擁有芭蕾明星的修長身材和完美肌肉線條

情緒的平衡

　　大家都曾利用食物來讓自己覺得好過一些，讓它在我們難過或諸事不順時提供一些慰藉。

　　想像這種場景：妳下班回家，全身虛脫，飢腸轆轆，煩躁的妳不自覺地拋開平衡原則，吃下一堆肉後又吃了甜點，隔天起床，全身浮腫，昏沉無力，提不起勁。真討厭自己。現在，妳對自己和身體的負面感覺讓妳更有壓力，這時要怎麼做才能扭轉這一天？不吃早餐嗎？不。走到衣櫥，看看那件緊身牛仔褲，妳忽然覺得自己好慘，還告訴自己，妳今天不可能穿它了。妳覺得自己無可救藥，開始對自己生氣，忽然好想來一客美味的巧克力冰淇淋……反正這個禮拜來不及減肥了，對不對？

　　不對！我跟妳一樣，也有過這種自我懷疑，甚至自艾自憐的時刻，還曾經站在冰箱前，吃著巧克力冰淇淋當早餐，只不過吃了冰淇淋後，我並未更有朝氣，也沒有美好的感覺。不過，我可以很開心地說，這些經驗讓我學到要去辨識出真正的問題，然後解決它。我相信妳也辦得到。真正需要巧克力冰淇淋時，我不拒斥，不過午餐之前我會設法忽視對它的渴望！

　　面臨這種掙扎時刻，我常覺得自己就快失控。我不曉得若想扭轉這樣的一天，我真正該做的是把那件緊身牛仔褲留在衣櫥裡，挑選別的衣服，吃點健康和完整的全食物，比如來片全穀類麵包，吃個新鮮的酪梨，然後繼續往前進。那時我不明白，我最該做的是原諒自己，寬容待己，而不是沉浸在沮喪、憤怒和難過的情緒裡，更甭提讓那些負面嘈雜的聲音閉上嘴巴！妳想退縮到角落時，請花一分鐘重新檢視妳的選擇。

　　我是怎麼學到這個功課？從錯誤中不斷摸索學到的。平心而論，偶爾以巧克力冰淇淋當早餐不見得比鬆餅差，但我發現，早餐吃巧克力冰淇淋不僅沒讓我心情變好，這種情緒化飲食反而讓我感覺更糟。

　　情緒化飲食是很多人的大問題，但這個問題人人都克服得了！在芭蕾圈裡，大家很容易仿效別人的惡習，要改正惡習也特別難。在發展美型芭蕾時，我開始更留心自己的情緒化飲食。我學會找出觸動我情緒化飲食或無意識飲食的原因，這樣一來就能避開那些事物，重整自己。即使到現在，我仍會留意那些原因。

　　回到剛剛談的那個情境，如果妳醒來時覺得全身浮腫，昏沉無力，就花點時間審視妳的身體狀況。或許，浮腫是因為經前症候群，或者因為昨晚喝太多酒，晚餐前吃

了太多橄欖，或晚餐太鹹，甚至可能因為晚餐之前吃了高纖食物。如果妳的身體還沒適應高纖，就會有這種反應。浮腫的感覺一定很難受，讓妳討厭自己和妳的身體，不過，浮腫和昏沉的背後一定有原因。說不定是花椰菜苗讓妳感覺身體浮腫！重點是，讓妳感覺浮腫的東西不盡然都不好——有時早餐吃了高纖吐司或新鮮芒果也會有這種感覺。

現在，花點時間想想看：身體浮腫會讓妳有什麼樣的情緒？或許妳會覺得有罪惡感、丟臉、困窘、難過，或者厭惡自己。這些負面感覺很可能是妳的其他食物經驗所留下來的。情緒不佳時，女性經常訴諸食物尋求慰藉，其實男性也一樣！這種行為始於生命初期——很可能因為妳的母親在妳吵鬧時就遞奶瓶給妳，或者妳一哭就餵妳吃餅乾。家族文化會讓食物不僅成為慶祝工具，也被利用於壓力或危機時刻。吃東西本是天經地義的事，是很單純的人類行為，它的危險出在情緒（尤其是負面情緒！）會讓人吃過多，讓妳無法依照飢餓的自然反應來進食，我們必須破除這種惡性循環，而且絕對辦得到。

妳真的餓了嗎？

下次妳發現自己想以食物來撫慰自己，並伸手去拿這些食物時，先做做這兩件事：

1・深呼吸。
2・想清楚自己是真的餓了，或者只是疲倦、口渴或心情不好。

花時間去弄清楚妳想吃東西是因為真的餓了，或者是某種情緒在作祟，就等於給自己機會去改掉情緒化飲食的壞習慣。這兩個步驟聽來太過簡單，但我跟妳保證絕對有效，可以幫助妳獲得內在平衡，讓妳在情緒起波瀾時挑選更好的食物。我們每個人都可以去察覺自己的感受，學會不讓這些感受影響到我們的飲食。

妳也可以學習以更平衡的中庸方式去滿足妳的渴望。我發現偶爾寵溺自己，允許自己吃喜愛的食物——這些食物很可能是禁忌——感覺很美妙，還可以讓我的身體

擁有芭蕾明星的修長身材和完美肌肉線條

保持平衡。我每天都吃巧克力！晚餐前經常來點起司和紅酒，而且沒有一堆食物「禁忌」。但我會留意喜歡的食物所帶給我的感覺。如果還沒到晚餐時間就非常餓，我會先吃點生菜、鷹嘴豆泥和一些橄欖，然後來點起司（以羊奶起司取代三重乳脂肪的布里乳酪！）吃起司時我小口小口，細細品嚐！放慢速度，享受每一口滋味，這樣一來我就能貼近我的感覺，少少的量就能提供大大的滿足。平日晚上，若隔天要早起上訓練課，我通常不會把一整杯酒喝完，但週末我就會允許自己多喝一杯，如果我想喝的話。

此外，我也不漏掉正餐，不管我多忙，或者忙到多晚。我通常會隨身攜帶點心，免得讓自己陷入進退不得的狀態——餓著肚子，或者以糖果果腹。妳跟我一樣很清楚，跳過正餐會讓妳吃下不好的食物。

讀到第八章時，妳會學到，保持平衡的最好方法就是經常進食——我一天大概要吃二到三次點心，三到四次正餐。或許聽起來很多，不過，如果妳選擇的是身體真正需要，而且會使用到的食物，那麼進食反而可以幫助身體燃燒脂肪，讓血糖保持穩定。

留意妳的感覺

我離開嚴苛的芭蕾舞團生涯，開創美型芭蕾的事業後，學到一項重要功課：如何照顧自己。我明白照顧自己就要從傾聽身體的感覺做起。當我忍著痛，不願對自己承認我的腳受傷，我反而不經意地阻止它復元。

漸漸地，我學會經常反思，詢問自己，跟我的身體溝通：

- 這個痛是肌肉痛或關節痛？
- 這個點心會讓我感覺舒服、身心踏實，或者會讓我頭昏眼花？
- 為什麼我會昏沉無力？
- 今天吃的哪樣東西讓我精神奕奕？

精確辨識出疼痛所在，找出讓我精神奕奕，或者全身緊繃、虛弱昏沉的真正原因，我就能更具體地調整我的運動。

一旦妳精準抓到身體的感覺，帶著新的覺知力去聆聽它，妳就能跟妳做的事（進食、運動等）建立連結，貼近妳的感覺。然後，妳可以藉此去監控並調整妳的健身計畫。從本書的後續篇幅中，妳將見到，健身方式有很多，單一運動、混合性運動、短時間的運動、長時間的運動。此外，不同運動所會強化到的身體部位也不同。愈察覺自己，跟自己連結，妳就愈能幫自己設計一套適合某個時間來進行的運動計畫，而且愈能投入其中。熱切執行妳的運動計畫不僅會讓妳更投入，還能幫助妳達成美型芭蕾的目標！

　　下列的問題可以讓妳快速地客觀分析妳的感覺：

1・妳活力十足嗎？
2・妳疲憊不堪嗎？
3・妳煩躁易怒嗎？
4・妳多半覺得開心滿足嗎？

　　精準辨識出妳的感覺後，往後退一步，想想今天是怎麼過的：吃進去的東西讓妳覺得舒服嗎？妳有沒有以健康的早餐和一整天的新鮮全食物來善待妳的身體？這些好食物會讓妳的身體有何感覺？大量攝取不健康或加工食品，會對妳的情緒造成什麼樣的影響？妳有沒有動動身體？動了之後有何感覺？每天都要往後退兩步來審視一下自己的身心狀況，花點時間關注妳的感覺，妳就能從每天的生活中找到幸福快樂的元素。

　　我還學到另一項重要的功課：對健康食物和運動的喜愛是可以培養的。許多跟我共事的女性很驚訝地發現，改變飲食習慣竟能帶給她們無比的快樂，也詫異健康食物的滋味原來那麼美妙。而培養的方式就是開始留意某些食物所帶給妳的感覺。如果妳吃了某些東西後覺得很舒服，代表那東西適合妳，反之，如果覺得整個人變沉重，昏昏欲睡，或者不舒服，原因可能出在澱粉或糖分過高，要不就是添加物和化學物過多（是的，加工食品裡的化學添加物會影響人的生理！）。這種不健康的東西少吃為妙，偶爾享受也要淺嘗即止。妳可以偶爾放縱一下口欲，但量不宜多，每一小口都好好品嘗，然後就放開它，繼續往美型芭蕾的目標邁進！

　　　　　　　　　　　　　　　　　擁有芭蕾明星的修長身材和完美肌肉線條

心智的平衡：
是妳測量身心健康的關鍵基線

　　身體平衡與情緒平衡緊密相繫，兩者都源於健康飲食及留意自己的感覺。養成挑選健康食物的好習慣後，妳就有機會維持心智的平衡。心智平衡代表妳的思慮清晰、注意力集中，能貫徹目標（無論是每天的目標、每兩個月的中期目標，或者終生的長期目標）。

　　心智平衡是測量身心健康的關鍵基線。所謂心智平衡，是指妳能跟內在的自己建立連結，能根據真實的感覺做判斷，能思慮集中、充滿自信地過每一天。有了平衡的心智，妳就更能迎接挑戰，面對挫敗，往前邁進。

美型芭蕾的平衡檢查清單

　　我們來快速回顧一下自己是否活在平衡的狀態中：

　　1・是否有好好照顧自己的身體？一週至少運動三天，最好能達到五天或六天。運動可以是十五分鐘的強效精華版，或者更有挑戰性的六十分鐘正統版。或者，把兩套十五分鐘的運動結合在一起，著重於手臂和腿部的訓練。

　　2・是否控制住自己的情緒化飲食？妳能意識到自己的習慣嗎？伸手拿點心時，是否會先問自己是真的餓了嗎？會不會停下來感受一下誘發妳渴望食物的某種負面情緒？

　　3・是否定期獎勵自己？看完這章妳應該知道，飢餓的感覺與焦慮、壓力或恐懼是有差異的，熟知這種差異，可以讓妳選擇好的東西當獎勵，而不是用糖果來淹沒妳的感覺。選擇食物以外的方式來獎勵自己，繼續走在美型芭蕾的正確軌道上，比如買本妳愛的雜誌、指甲油、在家來個 spa 體驗，瀏覽喜歡的購物網站，或者打個活力盹也行！

4・是否吃得正確？記住，頻繁地吃，而且選擇健康的食物。

5・思考過程是否正面健康？（尤其是想到自己時！）

如果好好吃，加上一週六天，每天起碼運動十五分鐘，妳的身體一定會感謝妳，而且妳會發現，妳真的有辦法維持一種平衡的生活。

當妳懂得留意妳的感覺，徹底根除不符合健康和健身目標的行為模式，妳就能輕鬆自然地達到平衡狀態——不僅身體上平衡，連情緒和心智上也能平衡。記住，所有人都會情緒化飲食。當妳心情低落、不自在、難過，或者出現會干擾我們體內平衡的其他情緒時，很自然地會想從食物中尋求慰藉。只要提高注意力，去留心妳可能出現情緒化進食，自然就不會吃太多口杯子蛋糕，毀掉當天的健康飲食和運動，甚至失控地誘發更多對食物的渴望，喝下過多的雞尾酒，或者一口接一口吃下一大盒哈根達斯冰淇淋，事後才嚇得驚慌畏縮。

美型芭蕾思維的精髓就是活在平衡中。當妳學會察覺妳的內在態度，懂得將負面思維轉換成成長取向的正面思維，妳就能更輕鬆地找出合乎實際、且具有力量的目標。目標清楚後，妳自然能靠著自己的動力來達成它，變得更強壯，更有自信。正面思維是身體、情緒和心智平衡的基石，而這三者是否平衡，正是測量身心健康的關鍵基線。擁有平衡的身體、情緒和心智，妳的人生就會一路往上走！

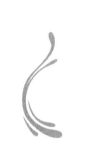

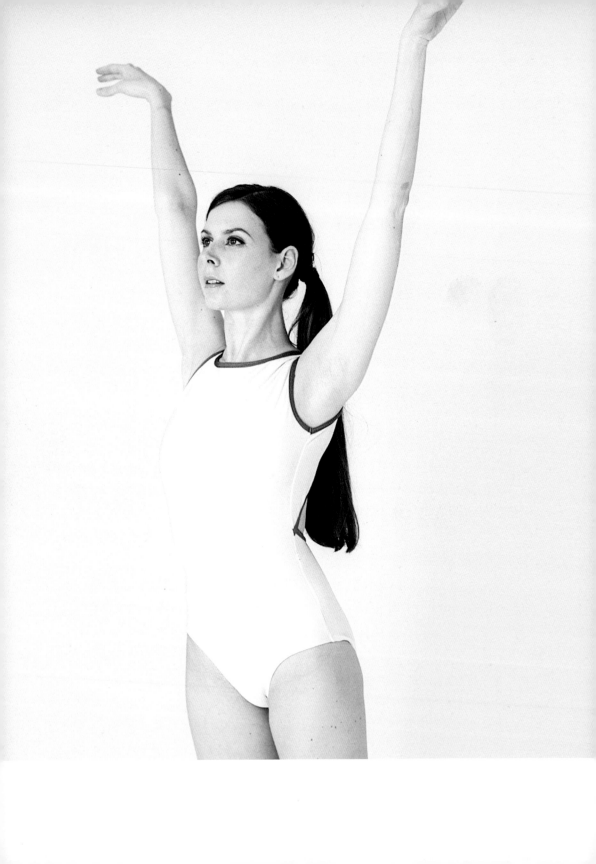

第 2 部

美型芭蕾
健身課程

The Ballet Beautiful Program

我要所有女性都能感受到力與美

以及無窮可能性所具有的威力

4

美 型 芭 蕾 ： 基 本 概 念

　　有人會告訴妳，想擁有專業芭蕾舞伶的體態，妳非得成為芭蕾舞伶不可，另外有人會說，妳很難鍛鍊身體的某些部位，讓它改變……比如妳想瘦屁股，讓小腹平坦，一定要從全身性運動做起。這些說法我很不贊同。

　　我相信每位女性都有能力改造身體。我親眼見過全世界不計其數的女性因著這套美型芭蕾徹底改變了身材和生活，包括我自己在內，所以我相信這套方法對妳也一定管用。在這部分的章節中，妳將學會如何找出妳的平衡肌肉，更重要的，妳會懂得如何雕琢、重塑身體的樣貌以及姿態。現在，我就把美型芭蕾的基本概念拆解一下，請各位聽我娓娓道來，這套方法是怎麼瞄準關鍵的「芭蕾肌肉」，透過低衝擊的運動和伸展來鍛鍊它們。任何人透過這套方法，都能擁有芭蕾舞伶的玲瓏曲線，流暢動作，和美麗體態。這就是芭蕾法跟其他健身法不同的地方：我的獨門祕笈絕對可以幫助妳坐擁豐收成果。

　　為求簡化，我把重點放在美型芭蕾身體的五個層面：

　　1・柔軟度：透過每日的伸展，所有人都能提高身體的柔軟度，變得更靈活。每個美型芭蕾的動作都始於伸展，最後也以伸展做結尾，這樣肌肉就能修長、有彈性。

　　2・強有力的核心肌群：芭蕾舞伶所表現出來的力與美，全來自於強壯精實的核心肌群。美型芭蕾的動作會鍛鍊到腹部和背部深處的核心肌群，這些部位正是芭蕾舞伶擁有穩定強壯的核心力量的關鍵。

3．美臀：芭蕾舞伶以其緊實勻稱的臀部為人所稱道！我的這套運動能提高妳的臀部線條，讓它變得緊實勻稱。如果妳的臀型已經很美，怕運動後反而會失去它的美麗線條，那麼，我要告訴妳，別擔心，美型芭蕾絕不會讓這種事發生！

4．修長勻稱的雙腿：芭蕾舞伶的雙腿很有力，卻修長纖細。美型芭蕾法可以雕塑出線條分明的修長肌肉，而這正是有力美腿的關鍵。

5．纖細柔美，充滿女人味的手臂和體態：芭蕾舞伶的上半身很有力，看起來卻很優雅！我的上半身系列動作會改善妳的姿勢，強化核心肌群，雕琢出勻稱優雅的上半身。

妳的芭蕾肌肉

芭蕾舞者的身材、體態以及舉手投足都非常獨特，理由很簡單：芭蕾訓練所著重及使用到的是其他健身法或運動不會用到的肌肉，所以這種訓練法所雕塑出來的身材、姿態和動作，就跟訓練法本身同樣獨一無二。乍聽之下很嚇人，但幾乎所有人都辦得到。我自己向來不愛踮腳尖，但習慣之後，這動作完全自然到儼然成了我的第二層肌膚！所以，跟大家報告個好消息：藉由美型芭蕾，妳可以喚醒、活動到妳的「芭蕾肌肉」（每個人都有這種肌肉！），打造出舞者般的優雅身材，培養美麗體態，強化身體的彈性和柔軟度。讓我們一起利用源自芭蕾的一系列簡單動作和伸展，來創造這種兼具力與美，揉合女性優雅與陽剛力道的獨特體態和姿勢。

芭蕾入門：快速認識芭蕾術語

芭蕾源於法國宮廷，所以迄今多數的姿勢和動作辭彙仍以法語來表達。當然，妳不需要懂法語，也能了解怎麼做這些動作，不過，逐漸熟悉美型芭蕾的動作後，或許略懂這些辭彙能有所幫助，因為一聽到這些法語辭彙後，腦中自然而然會浮現相對應的動作。

Alignment（身體的中心線）：身體部位的排列狀況，有了正確的中心線，才能做出平衡優雅的姿勢。

Arabesque（迎風展翅式。發音：阿拉貝斯克）：最經典的芭蕾姿勢。一腳往後延伸，可放在地板或抬起，後膝打直，站立的前腳可以伸直，或採取半蹲姿勢（demi-plié）。雙手和臀部擺在不同地方就可做出芭蕾基本位置的第一到第四位置。

Assemblé（小跳。發音：阿桑布雷）：集合或結合的意思。起跳的那隻腳先沿著地板滑出去，往上略抬，劃過空氣，帶起另一隻腳，兩隻腿和腳合併，同時跳起，落下時兩腿也要併在一起。

Attitude（鶴立式。發音：阿提丟）：一腿抬起，膝蓋彎成正確角度，腿比腳掌高。站立的那隻腳可以打直，踮起整個腳尖（on pointe），或者半立腳尖（demi-pointe），抬起的腿可以放在身體的前面（這就是前鶴立式）、側邊或後面。

Battement（踢腿。發音：巴特曼）：利用腿來做出拍打的動作。

Coupé（切入。發音：酷佩）：這個字的法文意思是「切」。一腳離地，「切入」另一腳的前方或後方。抬起的那隻腳的腳尖要朝向支撐腿的腳踝。

Extension（延伸。發音：艾克斯坦秀恩）：四肢在半空延伸出去；把腿舉高並停留在半空的能力。

Fondu 或 fondue（蹲沉姿。發音：

芳丟）：單腿下蹲的姿勢。站立的支撐腿緩緩彎曲伸展，將身體往下帶。

Passé（吸腿。發音：帕雖）：一腳舉起，沿著支撐腿由小腿往上移動，直到腳尖抵達支撐腿的膝蓋位置。

Pirouette（單足旋轉。發音：皮爾未特）：單腳站立旋轉。

Plié（下蹲。發音：普利耶）：彎曲雙膝。膝蓋整個彎曲是大蹲（grand plié），半彎曲則是小蹲（demi-plié）。蹲下時動作要和緩流暢，起身時也是。小蹲時腳跟不離地。

Pointe shoes：足尖鞋，讓芭蕾舞者可以站立在腳尖的緞面鞋。

Port de bras（手部運行。發音：波爾達布拉）：任何手部的動作。手部以優雅的姿態從一個姿勢改變成另一個姿勢。

Relevé（上升。發音：如微）：上升，以足丘或小蹲的姿勢踮起身體。

Rond de jambe（單腳畫圈。發音：讓德贊柏）：單腳在地面或凌空畫出半圈的動作。

Rond de jambe en l'air（單腳凌空畫圈。發音：讓德贊柏安樂）：單腳凌空畫圈。

Supporting leg（支撐腳）：任何動作或姿勢中，支撐或站立在地面，以支撐身體大部分重量的那隻腳。

Tendu（延伸。發音：坦都）：緊繃或延伸的動作。這個字是 battement tendu 的簡稱，是指把活動腳往外延伸，可以放到身體的前面、旁邊或後面，沿著地板伸展出去，腳尖不離地。Tendu 常是許多複雜動作的準備動作，如單腳旋轉（pirouette）或跳躍。

Turnout（外開）：舞者張開或旋開雙腿的程度。

Working leg（活動腳）：以支撐腳撐住全身重量，執行某種動作的另一隻腳。

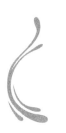

芭蕾的五個基本位置

芭蕾的手部和腳部各有五個基本位置。原則上每個基本動作都始於這五個位置的其中一個，也以五大位置之一做結束。

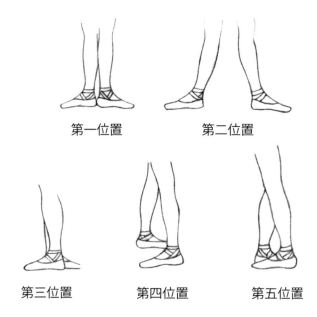

第一位置 第二位置

第三位置 第四位置 第五位置

芭蕾的腳部位置

- 第一位置：雙腳往外延伸成一直線，腳跟相碰。
- 第二位置：腳跟打開約臀部大小，雙腳往外擴成一直線
- 第三位置：一腳在前，一腳在後，前腳的腳跟碰觸後腳的中間。
- 第四位置：一腳在前，一腳在後，前腳的腳跟與後腳的距離約

一步寬，但朝向後腳的中間，就跟第三位置一樣。

- 第五位置：兩腿併攏，兩腳的腳趾分別碰觸另一腳的腳跟。
- 第六位置：兩腿併攏，腳跟碰腳跟，腳尖碰腳尖。注意：第六位置是我加上去的，重點是兩腿要呈平行，這在我設計的立姿強效精華版運動中會派得上用場。

擁有芭蕾明星的修長身材和完美肌肉線條

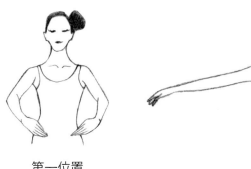
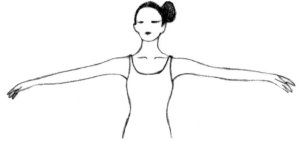

第一位置   第二位置

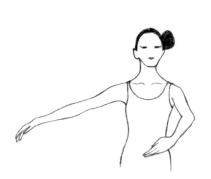 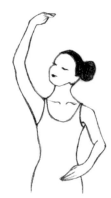 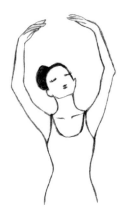

第三位置   第四位置   第五位置

芭蕾的手部位置

- 第一位置：雙手以抱圓姿勢放在前方，位置與腰齊高。
- 第二位置：雙手張開，置於身體兩側，手肘舉高略彎。
- 第三位置：一手抱圓放在前方（如同第一位置），另一手往外延伸到側邊（如同第二位置）。
- 第四位置：一手抱圓放在前方，另一手舉高，延伸到頭部上方，同樣地，手肘微彎，手指放鬆。
- 第五位置：雙手高舉過頭，成抱圓姿勢（類似第一位置）。

在做 Arabesque（迎風展翅的舞姿）時，腳的位置會根據手和臀部的位置做改變，參見下頁說明。

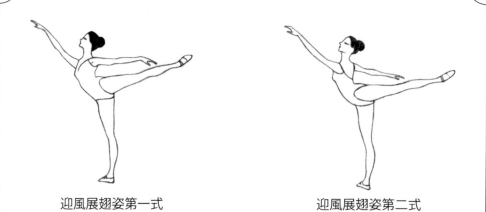

迎風展翅姿第一式　　　　　　　　　　　迎風展翅姿第二式

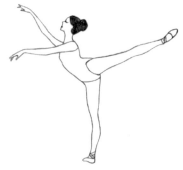

迎風展翅姿第三式

迎風展翅姿基本式

- 迎風展翅姿第一式：先做出迎風展翅姿（一腿往後伸長，放在地上，支撐腳打直），與活動腳同側的手舉到第二位置，另一隻手（與站立那腳同側的手）往前舉到肩膀高度。
- 迎風展翅姿第二式：先做出迎風展翅姿。活動腳那一側的手往前舉高，站立腳那側的手則舉到手部的第二位置。
- 迎風展翅姿第三式：先做出迎風展翅姿。雙手往前延伸，手肘打直。活動腳那側的手跟肩膀同高，如迎風展翅姿第一式，而站立腳那側的手則比另一手略高，兩手距離約十六吋（約 40 公分）。

擁有芭蕾明星的修長身材和完美肌肉線條

美型芭蕾的伸展

在舞者的生活中，伸展是很重要的一部分，它能讓肌肉放鬆，身體柔軟。舞者經常要讓肢體靈活敏捷，所以我們每一次上舞蹈課、排練，對，還有運動之前，以及中間和結束時一定會做伸展。從接下來運動實務的章節中，妳會發現我很鼓勵大家開始運動前要做伸展，無論妳的運動時間是十五分鐘、三十分鐘或六十分鐘。另外，每個不同的動作之間也要伸展，放鬆肌肉。在運動的過程中，若感覺肌肉疲憊，妳就必須停下來，喝口水，伸展這些肌肉，讓它們保持瘦長的狀態，這點很重要。如果妳是初學者，剛開始做這套美型芭蕾，每個動作之間要花更多時間伸展，反覆鍛鍊的次數減少一些，這樣一來能緩和運動衝擊，讓身體有機會休息。慢慢地，妳會愈來愈有體力做更多鍛鍊。

我之所以提醒妳做美型芭蕾時，動作之間要停下來伸展，是因為這樣可以幫助妳的身體盡量保持在柔軟溫暖的狀態。美型芭蕾的伸展能讓妳的身體變得更柔軟，把動作做得更好嗎？絕對可以。如果妳覺得僵硬、疼痛，就代表妳的身體叫妳要以另一種方式動一動。緩和的伸展和美型芭蕾的動作可以讓妳的外表和對身體的感覺顯著不同，也會改變妳身體的移動方式。這套方法能讓關節強壯又靈活，同時讓肌肉緊實又修長。雖然我沒辦法保證妳會柔軟到能下腰，或者立刻做出劈腿動作，但我可以保證，每天的伸展會讓妳的身體愈來愈有彈性，僵硬疼痛的關節獲得舒緩。如果妳長時間開車、坐著，或者弓背杵在電腦前，這些伸展也能緩解腰痠背痛，讓妳的身體柔軟靈活。

我把每天的伸展當成必要的享受，視它為美容作息的重要部分。它能讓肌肉舒展，讓我放鬆，專注在身體上，享受那一刻。在紐約市立芭蕾舞團表演時，暖身之前抽空做伸展，能讓我準備好身體，靜下心來集中思緒，以迎接上臺的演出。梳化完畢後，正式演出之前，我會套上暖腿套、跳舞用的保暖毛衣，以及拉鍊式的寬鬆羊毛運動衫（方便穿脫，不會弄亂頭髮和臉上的妝！），走到後臺，找個安靜角落做伸展。我的肌肉習慣了伸展，所以每天非得伸展一下不可。伸展就像健康的成癮症，讓我的身體時時想著它，而且做愈多愈好！

我的伸展方式和其他運動法不同。我不把伸展當成額外的一部分，只用於運動前後。我認為伸展不可或缺，而且在運動的過程中必須持續伸展。在妳強化肌肉，提高肌力時，伸展可以幫助肌肉舒緩延長，而且在運動完的修復過程中，它也占有重要角

色。還記得嗎?「Tendu」這個芭蕾辭彙的意思就是「延伸」或「拉長」。記住:我所設計的很多動作都會要求妳的肢體盡量延展,以達到最佳的運動效果。

基本的伸展動作

在美型芭蕾的運動中,妳會用到以下這些基本的伸展動作,不管是六十分鐘的正統版,或者十五分鐘的強效精華版。每個伸展動作要維持十到九十秒,視妳可運用的時間和身體的緊繃程度而定。

擁有芭蕾明星的修長身材和完美肌肉線條

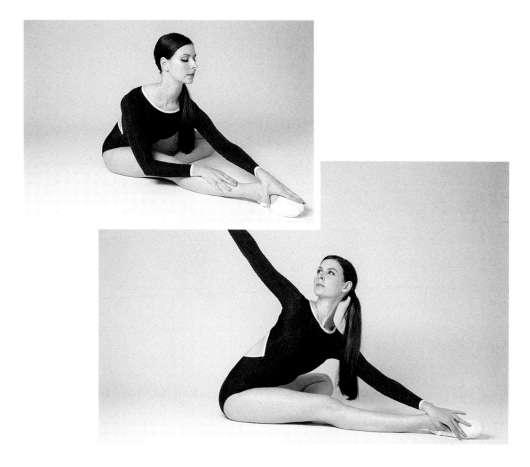

正統版的腿筋伸展

1 坐在地板上,雙腿往前伸,將一膝往內
收,另一腿往前伸直。

2 上半身前傾,凌越伸長的那條腿,設法朝
腳板延伸出去。如果一開始摸不到腳板,
就將意念放在腳板的方向,將雙手放在脛
骨上,保持身體的彈性。

3 吐氣,往前延伸,同時往下伸展,另一側
的臀部不要翹起來,要貼在地板上。

4 別擔心臀部是否能碰到地面,或者可以降
到多低,每個人的身體構造不同,久了之
後妳的臀部自然能放鬆。

5 進階變化式:扭轉上半身,往前延伸,跟
前伸的那隻腿同一側的手舉高,抬頭往後
看,慢慢扭轉脊椎,擴胸,雙手盡量伸展
開來。

6 換邊做。

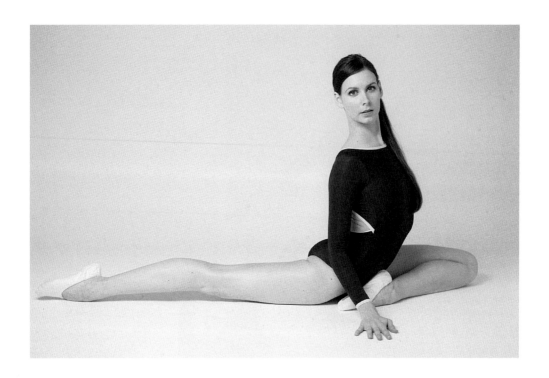

髖關節伸展（輕鬆的鴿式）

髖關節的伸展成效驚人，不過妳得有耐心，
慢慢讓身體放鬆。

1　坐在墊子上，前膝往內收，後膝往後盡量
　　伸長。

2　坐挺，胸腔打開，腹部往內縮。

3　慢慢彎向內收的膝蓋，伸展脊椎。第一次
　　伸展時毋需擔心臀部碰不到地板，或者放
　　得不夠低，慢慢練習，久了之後髖關節自
　　然會鬆開來。

4　換邊練習。

大腿內側伸展

1　坐在墊子上。一腿往側邊伸直，彷彿準備
　　做正劈，身體往該腿的腳板延伸出去，彎
　　曲另一腿，做出 Passé（吸腿）的動作，
　　但毋需碰到另一腿，可以稍微往前放。

2　打直伸長的那條腿的膝蓋，舉起另一側的
　　手，做 Port de bras（手部運行），手高舉
　　過頭，從伸長那條腿的上方延伸出去，上
　　半身盡量延展。另一手放低彎曲，放在身
　　體前方。

3　從側邊起身，回到原來位置。

4　換邊做。

　　　　　　　　　　　　　　擁有芭蕾明星的修長身材和完美肌肉線條

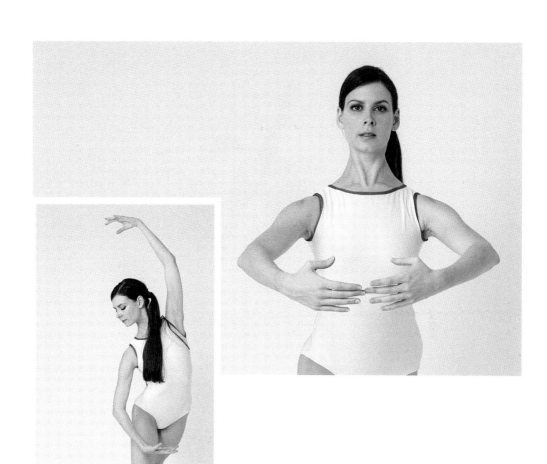

利用手部運行（Port de bras）來做上半身的伸展

1　這個伸展動作可以坐著或站著做。雙手
　　高舉過頭，成手部的第五位置（在頭上抱
　　圈），頸部到肩膀的部位放鬆。

2　一手放下，成第四位置（微彎置於身前，
　　略低於臀部），收腹，把意念放在身體的
　　中心點。深吸一口氣，身體往上提，高舉
　　的那隻手延伸出去。

3　雙手成第一位置（在身體前抱圈），然後
　　雙手舉高成第五位置。

4　換邊做。

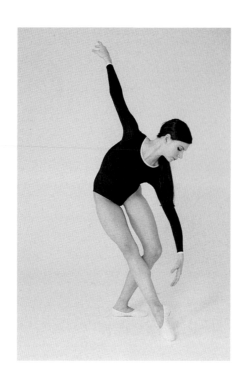

立姿的腿部伸展

這個伸展對強效精華版系列很重要，而且不管在辦公室或兩堂舞蹈課之間，都可用它來舒緩肌肉。

1　右腿往後彎，右手抓住腳板的頂端，把腳往上拉向臀部，延展髖部和大腿的前側。收腹，以保持平衡，或者另一手可扶在牆壁或椅子上。

2　換腳。

3　右腳往前伸，身體沿著該腳往前微彎，成延伸式（tendu）（腳尖點地，整隻腳在身體前方延伸出去），膝蓋打直。輕微上下震動，延展腿的後側和腿筋。起身，換邊做。

伸展不是什麼技術，所以妳毋需擔心動作不夠百分之百到位。妳能做到的姿勢每天都會不一樣，端賴當天身體的鬆緊程度，以及之前身體做了哪些事而定。記得量力而為，妳就能體會到舒展肌肉的舒服感覺。

接下來有三個美型芭蕾伸展的變化式，歡迎妳將它們運用在妳的運動中！

擁有芭蕾明星的修長身材和完美肌肉線條

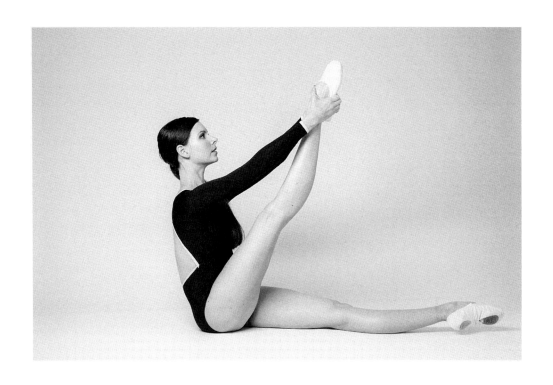

坐姿的腿筋伸展

我很愛這個正統版的腿筋伸展。我會把這個
動作加入正統版的系列運動中。妳可以在墊
子上進行，或者作為一次強效精華版之後的
冷卻動作。

1 坐在墊子上，雙腳往前伸直，一腳高舉，
　 盡量舉向妳的胸口，膝蓋打直。如果柔軟
　 度夠好，可以把雙手放在腳板上，如果肌
　 肉很緊，手就放在伸長那隻腿的腿肚上，
　 甚至放在膝窩也行。

2 在能力可及的範圍內盡量讓腿的後側和腿
　 筋伸展開來。成九十度後，如果做得到，
　 就把胸口往前靠近腳。

3 躺下來做這動作，可以伸展得更徹底。

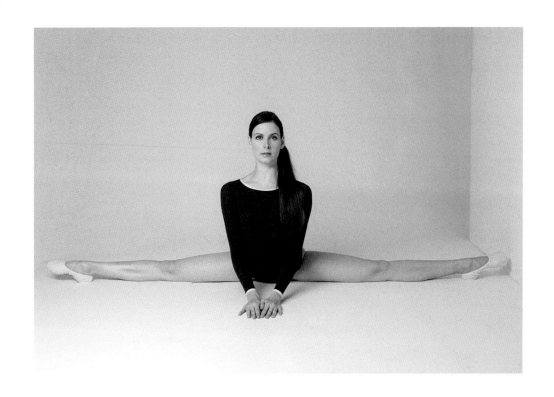

正劈

正劈是伸展大腿內側的絕佳動作，可以延展
腿部和髖部的內側及後側，加強妳的柔軟度。
妳毋需擔心沒辦法開成一百八十度，慢慢來，
它會愈來愈開。

1　坐在地板上，兩腳往側邊張開，膝蓋打
　　直。

2　雙手放在地板上，置於兩腿之間，髖部往
　　前推，同時兩腳往側邊延伸出去。

3　上半身打直，腹部內收，腿張到極限後，
　　可以前後搖晃髖部，讓大腿內側伸展得更
　　多。

　　　　　　　　　　　　　　擁有芭蕾明星的修長身材和完美肌肉線條

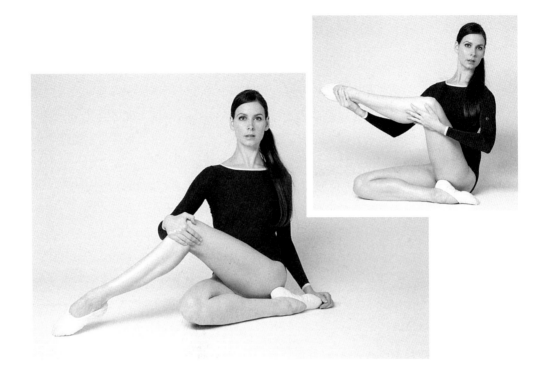

坐姿的髖關節伸展

這個動作可以緩和地伸展髖關節,在正統版的系列運動或坐姿運動中都能做這個動作。這是我最愛的暖身和冷卻動作,因為它很溫和,卻很有效果。

1　坐在墊子上,右腳朝右側髖關節彎曲,平放在墊子上。舉起左膝,讓左腿跨過右腿,右腿繼續放在地上。

2　上半身挺直,收腹。

3　以右手把左膝靠向胸口,讓大腿後側和髖關節伸展得更多。

4　進階版:把左腳抬到半空,彎曲膝蓋,成前鶴立式(Attitude)。

5　以雙手抱住左腿,將膝蓋靠向胸口,臀部坐穩。

6　換邊做。

美型芭蕾的正確姿勢

　　完美的芭蕾技巧始於基本動作，同樣地，美型芭蕾要能發揮最大的效果，前提就是：姿勢正確，決定一切！在做動作時，妳身體的中心線必須在正確位置上。手腳擺放的位置不同，姿勢不同，會讓同一套運動產生不同的效果，所以我要花點時間來引導妳把姿勢做對。先從很棒的休息姿勢做起吧。不管妳坐在車裡，伏案工作，或者在商店裡排隊等結帳，都可以隨時回到這個休息姿勢，利用它來提醒妳的美型芭蕾！

　　最理想的休息姿勢就是身體保持挺立，下巴略抬，脖子放鬆，肩膀下沉。這個姿勢是其他進階姿勢的基礎，也是美型芭蕾姿勢的重要關鍵。無論妳坐或站，都要隨時保持高貴挺立的姿勢，這可以增強妳的自信，我相信，別人也會因此提高對妳的信心。

　　正確的姿勢不止用於運動，下次開會或面試時，記得保持這種姿勢，看看有何感覺。我經常發現，坐挺或站挺時，我會更有自信，更有力量（參見 p84，快速檢查妳的姿勢是否正確）。

　　我們很多人生活在壓力中，經常忙得分身乏術。肩上掛著沉甸甸的袋子，背部揹著重重的大背包，或者髖關節上架著幼兒，這些都會削弱我們下背的肌力，讓我們的姿勢走樣。這些加諸在身體的重量加上日益久坐的生活形態都會讓我們的身體中心線和姿勢受到影響。我們所有人都該意識到自己的身體中心線。妳每天有多少時間伏案在電腦前，或者窩在車子的方向盤前？坐得愈久，妳的骨架愈有可能垮垂，進而削弱妳的核心肌力，造成腰痠

關於柔軟度

許多人，尤其是那些說自己柔軟度不夠的人，總認為別人天生就很柔軟。真是這樣嗎？多少可以這麼說。每個人天生的柔軟度不同，有些人的身體就是超級有彈性，這點毋庸置疑。像我，剛好關節和骨盆腔天生就夠開，腿也能張很開，所以很適合跳芭蕾。但透過我的方法，妳可以徹底伸展大腿內側，提高柔軟度，讓動作做得更到位。所以，無論妳的目標是摸到腳趾，或者做出完美的正劈，我都能幫助妳達成。只要持之以恆練習，柔軟度絕對會愈來愈好，而且妳也會感覺身體不一樣，動起來時有別於過往。

　　　　　　　　擁有芭蕾明星的修長身材和完美肌肉線條

背痛。

　　光是伏案寫下這些字句就讓我很不舒服！現在，我要站起來迅速伸展一下，踱踱步，執行我的美型芭蕾訣竅，迅速找回我優雅的芭蕾姿勢。然後，再繼續帶大家往下看。跟著我一起來做吧：

- 起身，站得直挺挺，沿著妳的脊椎往上延伸出去。
- 收腹，延展妳的髖部和大腿前側，拉長妳的每個關節。

　　這個動作能讓妳的身體感覺更修長，更有彈性，更有活力。這個動作也牽涉到推和拉——把核心部位和手臂往上延展拉提，但肩膀往下推，脖子拉長。

完美的姿勢

　　挺直的身軀，優雅的體態，這是芭蕾舞伶的招牌姿勢。芭蕾舞伶一天花好幾個小時，以挺直的姿態做出不可思議的高難度動作，這些動作都要用到身體核心、背部，以及上半身的所有肌肉。肌肉用力得當，姿勢看起來會更有力，更完美。在這套美型芭蕾的運動法裡，我會模擬這些芭蕾動作，讓妳在家就可練出體力，來親身感受並維持美型芭蕾的完美體態！此外，這些動作也是美型芭蕾姿勢的重要基礎，這點將在下一頁詳細說明。

運動的場地和器材

　　要做美型芭蕾的運動時，我建議妳找個乾淨安靜的角落，空間至少要有一塊大毛巾或大墊子。對不同人來說，這種描述所代表的地方並不同，重點是找一個能讓妳專

姿勢檢查表

　　每天隨時抽查自己的姿勢，可以幫助妳改善不良姿態。若妳發現自己弓背，身體僵硬、疼痛，就要挺直脊椎，這樣一來可以改變身體的感覺，讓妳思慮更清晰！

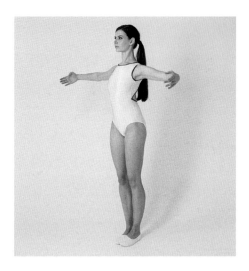

一天當中隨時做這個動作：

1　收腹，擴胸。

2　深吸一口氣，想像妳的頭上頂著一疊書。

3　雙手往兩側舉高，成手部的第二位置，順著指尖延展出去。脖子拉長，腹部收得緊緊的。

4　想像有人輕輕碰觸妳的肩胛骨之間，幫忙撐開妳的胸口，讓妳的背挺直。

5　腹部繼續緊縮。

6　現在把手放下，但別放鬆核心肌群和脊椎。

就這麼簡單，妳做到了美型芭蕾的姿勢！

　擁有芭蕾明星的修長身材和完美肌肉線條

注於自己的角落。

　　妳唯一需要的器材是一塊大軟墊——若可以把這稱為器材的話——或者大毛巾。如果妳出門在外，就用毛巾取代墊子。只要這樣！不需要扶手、足尖鞋、舞蹈教室或槓鈴。妳可以舒舒服服在家裡做美型芭蕾運動，就算在旅館也能做。我甚至有客戶忙裡偷閒在辦公室裡做美型芭蕾！如果妳已加入健身房，那就去健身房裡鋪有軟墊的區域，或者找個空地，把墊子或毛巾鋪好，在短時間內做個美型芭蕾。如果有人看到妳在伸展，練習芭蕾的下蹲（Plié）和弓箭步，很可能會問妳是否為芭蕾舞者，別太吃驚喔！

　　有客戶問我，需不需要在鏡子前做美型芭蕾的運動。這全賴個人喜好而定。我在紐約市立芭蕾舞團跳舞那幾年，鏡子在我的生活裡占了重要的位置，所以現在反而很高興可以遠離它一下。在舞團那段期間，我一早起床就是在梳妝臺的鏡子前一邊喝咖啡，一邊縫足尖鞋，接下來整天上課和彩排也都在鏡子前跳舞。停工吃飯或者坐在梳妝臺前讓雙腿休息時，我也會看著我在鏡中的影像，即便那時我沒在化妝，也沒要把頭髮綰成完美的髻，準備上臺演出。此外，物理治療室裡也裝滿鏡子，所以唯一能逃離鏡子的地方，就是晚上的登臺表演。我會讓滿場漆黑的觀眾席取代我的鏡中影像！可能是因為這樣，我現在練習美型芭蕾時，不喜歡有鏡子——沒鏡子時，我更能專注在感覺，而非模樣。

運動服裝

　　好幾年來，我跳舞或運動時都穿著緊身的連衣褲，我喜歡這種緊身衣的舒適和服貼感。我也喜歡穿芭蕾舞鞋，因為它們讓我覺得自己美麗優雅！這種鞋子在某些墊子上的抓地力很強，讓妳做立姿的強效精華版時能輕鬆地把腳滑開。美型芭蕾本身是一套很有彈性的運動，在服裝上也是如此。做這套運動時，妳想穿什麼就穿什麼，只要覺得自信又自在。不過，我會建議妳穿能看見腿部曲線的合身褲子，這樣一來妳才能看見膝蓋是否真的彎曲，或者有沒有真正打直。

補充水分

我建議在運動過程中不時喝點水。大家想必都聽過，一天要喝八大杯水，讓身體保持足夠的水分。這種說法陳腔濫調到大家習以為常，忘記水分對我們的健康真的很重要，尤其在運動時。

水能讓妳的肌肉保持彈性，不緊繃，而且在妳運動時可以帶動氧氣流遍妳的全身。水有很多功能，包括促進新陳代謝，帶走毒素，調節體溫。

運動時身體會流失水分，所以運動愈激烈，就愈需要補充水分。邊運動邊喝水，會比激烈運動後身體缺水了再補充來得好。妳可能會認為這種事連三歲小孩都知道，但以前的我並不知道，所以我還是要花點時間來說明一下！

美型芭蕾與補充水分

身體有充足的水分，好處多多，以下是我個人最愛的好處：

1・水分可以調節妳的食欲，幫助減重
（有時想吃東西是因為身體渴了！）
2・讓肌膚晶瑩水嫩
3・幫助消化
4・消除疲勞

如果妳不喜歡白開水的味道，可以加點新鮮的果汁或檸檬汁。只要妳開始去留意水帶給身體的美好感覺，妳就不會覺得喝水很「無聊」。記住，當妳感覺到口渴，就代表已經缺水，所以隨身帶瓶水，隨時喝水！

我在紐約市立芭蕾舞團跳舞時才十六歲，沒有人教我該怎麼照顧身體。那時我沒有大量喝水的習慣，因為我小時候在家鄉夏洛特市上芭蕾舞課時並沒有這麼做。到了紐約後，一個禮拜的跳舞時間忽然暴增到七十小時，我卻不知道身體有多需要水分。有段時間我經常莫名其妙很疲倦，那時以為是飲食出了問題，以為我沒攝取足夠的蛋白質、碳水化合物或蔬菜……

有個週六，早晨上完舞蹈課，中午表演三場，下午我累得不得了。在更衣室時我無意間跟一個較我年長的女孩提到，一整天我只喝了一杯咖啡補充液體，她對我說，我很可能嚴重缺水（的確是！），應該馬上多喝一點水。

擁有芭蕾明星的修長身材和完美肌肉線條

我買了一大罐瓶裝水，將它慢慢喝完，從那天起，我就把喝水當成必要的日常作息。妳不曉得，這小小的改變讓身體的感覺變得多棒。我的疲憊感減輕了，活力倍增。這個教訓我永遠都忘不了。

我發現要讓身體水水的最好方式，就是隨身帶一瓶水。妳不必花錢買那些據說更純淨的外國礦泉水，不過，倒可以考慮花點錢，在家裡裝一套過濾設備，每天出門前裝一瓶水，帶在身上，隨時啜飲。

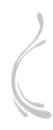

美型芭蕾的 原則

在正式開始練習之前，
要先提醒大家美型芭蕾的原則：

1

鍛鍊妳的核心肌群

芭蕾舞者的核心肌群很有力，因為我們經常收腹，藉此鍛鍊腹部肌肉。這個動作很有效，能把簡單的步行、運動或休息變成很棒的腹部運動。訓練核心肌群不止是吸氣，收腹，更具體來說，是要收起妳的「下腹」，就是介於髖骨和肚臍之間的部位。當妳哈哈笑或者驚訝地倒抽一口氣，就會用到那裡的力量。

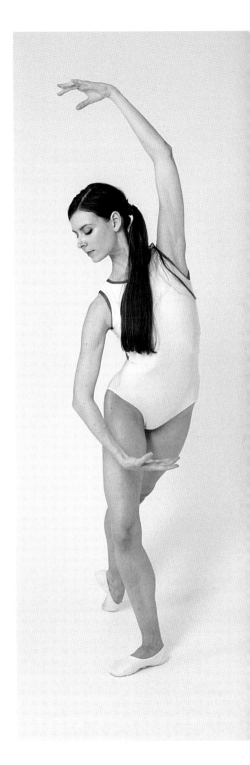

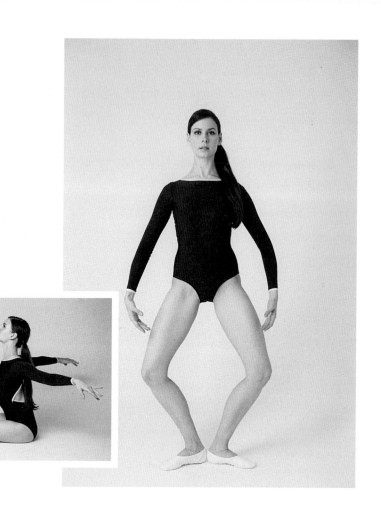

2
想像妳是一隻天鵝

優雅姿勢的關鍵在於延頸、垂肩。有時想做擴胸或把肩膀往後帶時，會不自覺地緊繃肌肉，聳起肩膀，這時，要把胸膛打開，拉長脖子，想像自己優雅如天鵝，然後緩緩地把肩胛骨往後、往下帶。肩膀往下沉時，妳的胸口和核心肌群會被提起。

3
量力而為

過於勉強很容易傷到關節。要留意妳的膝蓋和髖部所能做到的程度，當妳採取站立的下蹲姿（Plié），要確定膝蓋的位置在腳趾正上方。我的關節很柔軟，妳或許無法像我蹲得那麼開，沒關係！只要去留心身體怎麼做最能保護妳的關節，慢慢來！

　　　　　　　　　　　擁有芭蕾明星的修長身材和完美肌肉線條

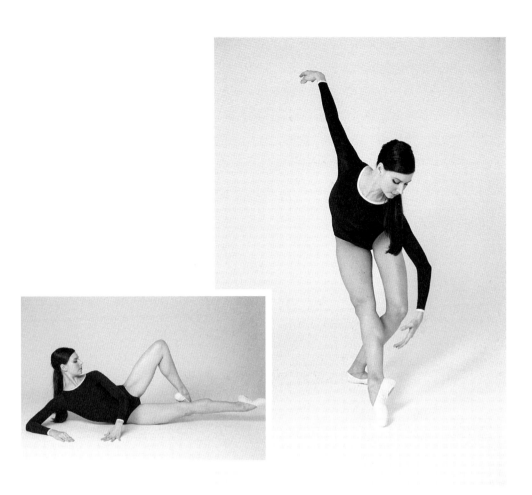

4

伸展膝蓋，改變妳的腿形

當我說運動時盡量延展肌肉，意思包括伸展膝蓋能改變腿形。膝蓋完全打直，有力站挺，就能完全改變腿形，讓妳的身材不見歲月的痕跡。膝蓋若不是打直，就是彎曲，不能非彎非直。在墊子上做任何伸直腿部的動作時，如我設計的「大腿內側系列」，很重要的一點就是膝蓋打直（但不能鎖死），伸長腿時要用力。站立的動作也一樣。密切留意膝蓋的彎曲或伸展。如此一來不僅能讓腿形更美，而且可以消除鬆弛的膝蓋肌膚，也能強化關節，保護關節。

在開始美型芭蕾運動前，最後提醒大家一件事：妳做動作之前，一定要先把動作流程讀一次，以熟悉動作和運動的步調。甚至可以在開始做之前先把步伐「做記號」，測試每個動作時身體會擺出的形狀，但不要完整做出動作。舞者在學新舞步時經常這麼做——先把舞步做記號。做記號就像寫一份大略的草稿，對身體和肌肉記憶做筆記。這個方法很棒，可以讓妳熟悉新的舞步和動作。一開始以新的方式來移動身體，看起來會有點笨手笨腳，但相信我，妳很快就會上手。

5

美型芭蕾運動：
正統版的六十分鐘

　　這一章要說明的是正統版的美型芭蕾運動，這套為時六十分鐘的全身性運動會強化妳的上半身、核心肌群、手臂、腿部和臀部。從正統版中，妳可以了解各個部位的美型芭蕾是怎麼進行的。這套全身性的運動透過墊子和阻力訓練來消除贅肉，使身材勻稱，人人都可做——不管是初學者、中階程度，或者受過訓練的專業人士！所有人都能從這套運動中受益，實際感受到它強化妳的芭蕾肌肉，改變身材線條。之前在紐約市立芭蕾舞團跳舞時，我每天做這套運動，好讓我精神集中，身體強壯。

　　以下是這套運動的簡要說明。先做五分鐘的伸展，然後開始鍛鍊芭蕾舞伶身體的五個重要部位：

　　1．大腿後側和臀部：我很愛我設計的橋式系列，它可以運動到妳的大腿和臀部肌肉，絕對稱得上殺手級的動作！反向橋式也很棒，對臀部和大腿同樣有絕佳效果，而且還能強化妳的核心肌群！

　　2．腹部：這個部分可以強化腹部深處和核心肌群的肌肉。

　　3．大腿內側：這部分針對的是大腿內側那一區很難鍛鍊到的部位，而這部位正

是雕塑出芭蕾舞伶美腿的關鍵。

4．大腿外側：這部分針對的是髖部、大腿和臀部外側那一區很難鍛鍊到的部位。利用這組運動可以消除這部位的贅肉和橘皮組織，讓腿部線條更修長。

5．站立的手臂運動：這一組站立的運動很有趣，做起來很優雅。這些低衝擊的心肺運動能雕塑出纖細勻稱、充滿女人味的手臂，並緊實拉長整個身軀。利用這組運動來練習下蹲（plié）和手部動作（port de bras）也很有意思！

我很感激這套正統版的美型芭蕾多年來強化我的身材，使我更精實勻稱，讓我能一直跳我最愛的舞──即使在我沒進芭蕾舞教室的那段日子！由於這套運動不使用舉重或健身器材，所以鍛鍊出來的肌肉修長纖細，絕不會讓妳看起來雄壯威武。做這套運動時，同一個動作必須重複多次，頻率可能比妳習慣的次數還多，但我跟妳保證，絕對值回票價！

在這套正統版的運動中，不同部位的每個動作都要做四個八拍。先從右邊開始，完成一組後換左邊。每個動作之間都要做伸展，千萬別跳過這步驟！邊做邊伸展很重要，可以幫助妳充分利用每個動作的效益。記住，伸展也可以用來做緩和。如果妳是初學者，剛開始運動，每組動作之間的伸展時間要多一點，動作的重複次數可以減少一些。如果妳是老手，想接受挑戰，就把伸展放到每組動作的最後。

凱薩琳談身材轉型

我留意到，開始做美型芭蕾沒多久，身材就立刻變得不一樣。臀部和肌肉變得更精實勻稱，而且還出現了結實肌肉，以前我都不知道我練得出肌肉呢，這全歸功於短短兩個禮拜的運動！現在，我的外貌和自我感覺完全不一樣，我好驕傲能練出這樣的成果。

我的每組運動都有調整版（以◆標示），妳可以依照自己的程度選擇較有挑戰性，或較輕鬆的方式來做。初學者的調整版會以「＋」的符號來表示，進階版則是「＋＋」。美型芭蕾的原則以美型芭蕾的符號來表示。

做完墊子上的動作後，接下來是站立系列的動作。這一組動作能很快達到心肺衝擊的效果，

擁有芭蕾明星的修長身材和完美肌肉線條

是絕佳的上半身運動。

　　這些動作加起來就是全身性的運動，效果保證滿意，妳的身體會因此強壯、修長、匀稱。挑出芭蕾肌肉來操練，效果立即可見。現在，就準備朝全新的美型芭蕾身材邁進吧！

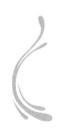

牢記
美型芭蕾的
原則

1．腹部往脊椎的方向收攏，核心肌群用力
2．頸部拉長，優雅如天鵝！
3．量力而為，保護關節
4．伸展膝蓋，鍛鍊修長纖細的肌肉

運動過程中要不時喝水，不管妳做的是正統版或心肺運動的強效精華版。總之，身邊隨時放一瓶水，讓身體保持在水分充足的狀態。

關於調整版的叮嚀

記住：這套美型芭蕾不是要給專業的舞者，而是設計給想在家就能雕塑身材、擁有力與美的體態的人。無論妳之前有沒有運動經驗，不管妳目前的健身規畫為何，或者有過多少年的舞蹈經驗，都能從美型芭蕾中受益。我特別調整這套方法，讓它變得更簡單，更易做，若妳想做的是調整版，請尋找「◆」的記號。

簡單伸展 (五分鐘)

每個美型芭蕾的動作都先由簡單的伸展開始，好讓背部、髖部及大腿的肌肉能舒展開來。每個
伸展動作都要維持十到九十秒，視妳有多少時間及身體的緊繃度而定（參見 p75-81 的伸展動
作）。

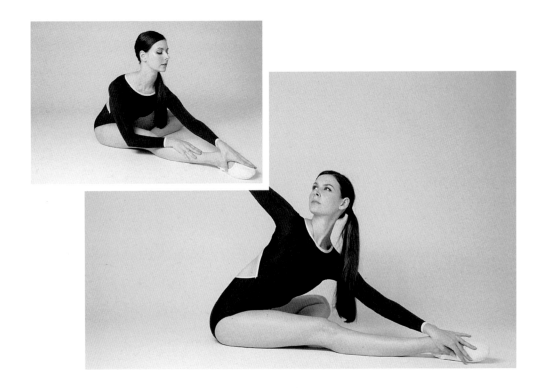

正統版的腿筋伸展

1　坐在墊子上，雙腿往前放，左膝朝向髖部
　　彎曲，右腳往前伸直。

2　將身體往右腳的方向延伸出去，膝蓋打
　　直。雙手朝右腳板靠近，伸展腿筋和大腿
　　後側的肌肉。

3　別擔心左臀碰不到地，或者能壓多低，每
　　個人的髖部構造不一樣。練習久了之後，
　　髖部自然會鬆開來。

4　換邊做。

擁有芭蕾明星的修長身材和完美肌肉線條

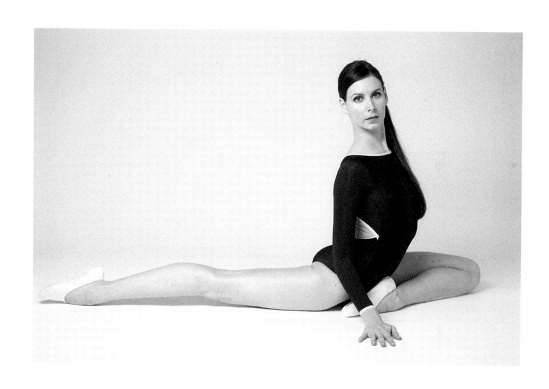

髖關節伸展

1　坐在墊子上，雙腿往前伸。

2　右膝彎曲，右腳板朝向髖部，左腿往後伸
　　直，放在墊子上。妳可以把雙手放在地板
　　上來撐起身體。

3　坐挺，擴胸，收腹。

4　緩緩將身體朝彎曲的膝蓋前傾，伸展脊
　　椎。髖部可能會離開地板，沒關係，愈伸
　　展，妳的柔軟度就愈好，前傾的程度就愈
　　大。

5　換邊做。

美型芭蕾的橋式系列
大腿與臀部的後側（十五到二十分鐘）

長期跟著我練習美型芭蕾的客戶都很愛橋式系列，因為她們知道這系列運動有多棒！以下這組結合了我最愛的橋式動作，可以雕塑緊實整隻腳、臀部、髖部、核心肌群和大腿部位。

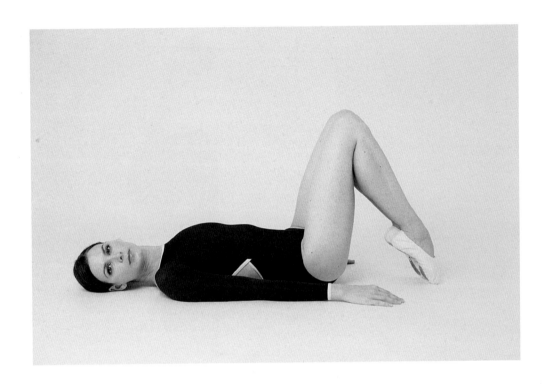

預備姿勢：我通常會從墊子上開始做正統版的美型芭蕾運動，就像以前每次上臺前都要做暖身。

躺在地板上，膝蓋彎曲，讓它們跟骨盆腔成直角。肩膀和上背貼在地板上，腹部收緊。雙手放在墊子兩側，或者塞入頭部底下也行。這個動作的重點是臀部、核心肌群和大腿，所以妳可以尋找能讓上半身和雙手最放鬆的姿勢。雙腳併攏，放在地板上，雙膝互貼，夾緊大腿內側。將髖部提高，把骨盆腔往上推向天花板，同時收緊腹部。小心，別弓背──將髖部和骨盆腔推得高高的，背就不會弓起來。做四個八拍，速度適中，做十五到二十分鐘。

擁有芭蕾明星的修長身材和完美肌肉線條

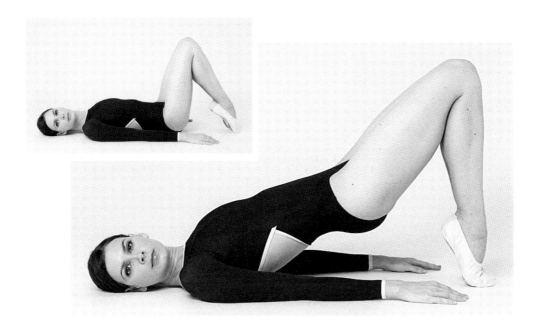

正統版的美型芭蕾橋式

1 從預備姿勢開始,把雙腿放在地板上(進階版的話則將腳趾成半立腳尖的位置)。

2 抬起髖部和臀部。

3 將背部放低,但髖部和臀部不要碰到墊子。做四個八拍。

4 腹部收緊,減輕下背和脊椎的壓力,抬起臀部時屁股要縮緊,膝蓋併在一起,夾緊大腿內側,以及做外開動作(Turnout)時會用到的髖部肌肉。上半身放鬆──別忘了呼吸!

5 在第四次的第八拍時,臀部撐在最高點的地方。

6 停在最高點,收緊臀部和大腿內側的肌肉,收腹,輕微上下震動,讓臀部再往上提高。盡量併膝,讓大腿內側夾緊(這個動作不好做喔),這時妳會感覺到背部、大腿內側和臀部肌肉很緊繃,還有灼熱感。停留四個八拍。

◆ 想多點挑戰,就把腳趾踮成半立腳尖(demi-pointe)的位置。腳板成弓狀,記得腳踝要保持穩定,用力的地方是大腿和臀部。這動作的強度更高,更有挑戰性。做完這動作可以直接做下一個動作,毋需停下來伸展。

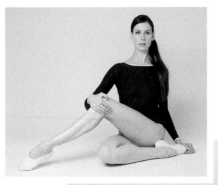

◆＋伸展。把腳板放平。初學者在動作之間要更常伸展。現在，花點時間做做正統版的腿筋伸展，以舒緩妳的背，或者坐姿的髖關節伸展（左右兩側都要做），以舒緩大腿後側和髖部。記住，動作之間的伸展不需要停留太久，只要緩和地迅速做一下，就能舒展肌肉，換到下一個動作。

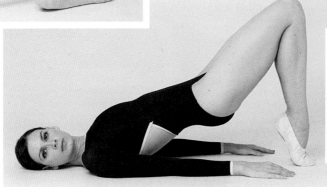
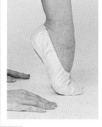

蝴蝶式

1　回到橋式的姿勢，臀部抬得高高，雙膝併攏，腳板可以放在地上，或者成半立腳尖的位置。
2　臀部抬到最高，停留不動，張開再闔上雙膝，像蝴蝶拍翅，膝蓋併攏時特別夾緊。核心肌群用力可以撐起背部。做四個八拍。

◆＋初學者做完這個動作後要做個伸展。＋＋進階程度的人可以直接進入下一組動作。多數的動作都適用上述的原則。如果妳想要更有挑戰性，就不要休息，一個動作接著一個動作。如果妳想休息，或者開始覺得僵硬疲憊，就快速做做五分鐘的伸展。

◆＋＋以半立腳尖的方式來做蝴蝶式。

記住，收腹，意念放在核心肌群，放鬆肩膀，雙手平放在墊子上。別忘記呼吸！

現在，開始另一組正統版的橋式：
1　回到預備位置。
2　雙膝併攏，臀部抬高。
3　臀部放低，再抬高，腹部收緊。做四個八拍。

伸展：重複正統版的腿筋伸展和髖關節伸展，左右邊都要做。或者試試腿筋和髖關節的進階版伸展。

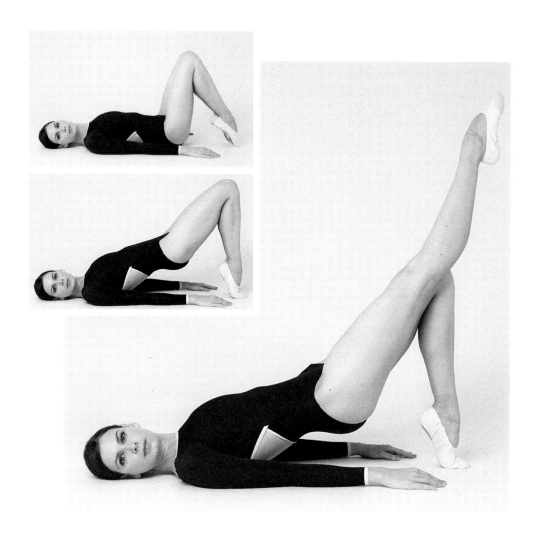

單腳橋式

1　抬高臀部，雙膝併攏，腳板放在地上或半
　　立腳尖，成經典版的橋式。

2　一腳離開墊子，抬高九十度角，然後放低
　　成四十五度角，兩個膝蓋平行。◆伸長那
　　隻腳跟髖部成九十度。

3　收腹，放低髖部，但別碰觸墊子。髖部上
　　下動時伸長的腿繼續打直，保持穩定。如
　　果感覺背部晃動，就夾緊核心肌群，讓背
　　部保持穩定。做四個八拍。最後一個第八
　　拍時定住不動，撐一會兒。

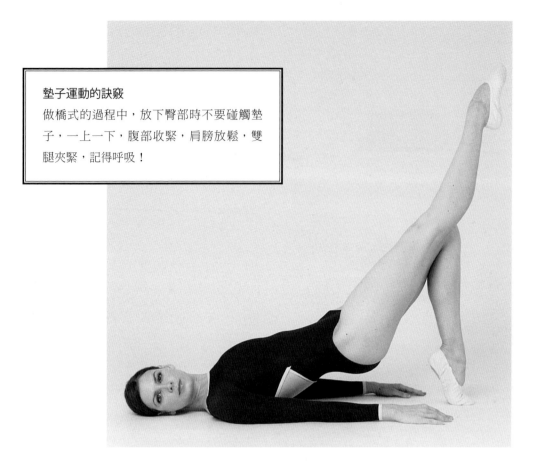

墊子運動的訣竅

做橋式的過程中，放下臀部時不要碰觸墊子，一上一下，腹部收緊，肩膀放鬆，雙腿夾緊，記得呼吸！

單腳橋式，加上輕微上下震動

1 收腹，把停留在最高處的臀部再往上撐高一點，右腿離開墊子，高舉成九十度（◆＋＋將腿放低成四十五度）。

2 臀部夾緊，收腹，以同樣的姿勢輕微上下震動，把臀部再往上帶。這動作可以運動到大腿內側和臀部。

3 檢查妳的呼吸！現在，立在地上那條支撐的腿會很有感覺！做四個八拍。

◆更有挑戰性的作法：(1) 以半立腳尖的方式來做這個動作（腳板放在地上的挑戰性沒那麼大），或者，(2) 把腳放低，成四十五度（腿高舉九十度的挑戰性沒那麼大）。

伸展：正統版的腿筋伸展和髖關節伸展，兩邊都要做。這時也可以把動作混合一下，以躺的方式來做正統版的腿筋伸展，坐著做髖關節伸展。

　擁有芭蕾明星的修長身材和完美肌肉線條

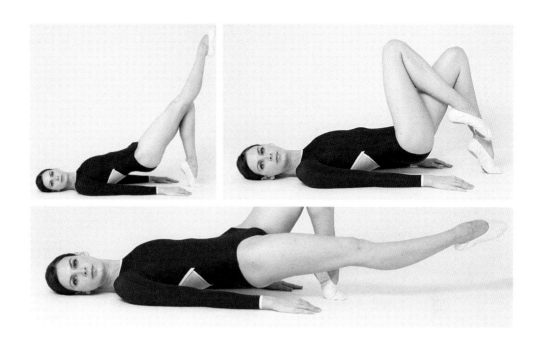

加上康康舞踢法的橋式

◆＋＋想要接受更大挑戰的人可以試試這個
進階橋式。

1 擺出正統版單腳橋式的姿勢：雙腿靠緊，
   雙膝併攏，收腹，將臀部抬高（參見 p99
   的示範照片）。

2 右腳朝天空舉高，臀部放低一點，右膝彎
   曲。

3 右腳再次往天花板伸直，舉高九十度，做
   出類似康康舞的踢腿動作（◆＋＋將活動
   腳放低一點，跟支撐腳成四十五度，雙膝
   併攏。對臀部和支撐腳來說，這個角度比
   較費力）。

4 再次放低臀部，彎曲右膝，提起，重複動
   作。

5 最後一個八拍撐十秒。放低。做四個八
   拍。換邊做。

◆自選動作：撐住不放。若想更有挑戰性，
就把工作腳朝墊子放低，但臀部繼續抬高，
核心肌群用力。這動作撐兩個八拍。能做到
這樣，代表程度往上一級囉。

◆＋初學者一開始只要做兩個八拍。

伸展：正統版的腿筋伸展和坐姿的髖關節伸
展。

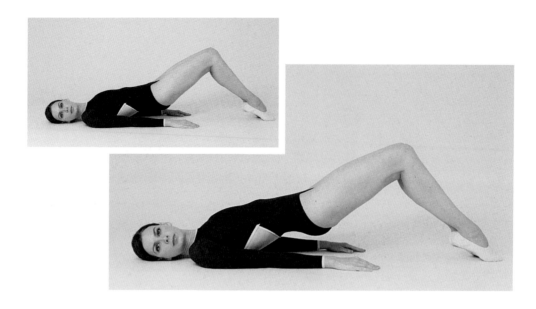

延伸橋式

橋式系列中的這個動作主要針對的是下半部的腿筋以及大腿的後側、臀部和核心肌群。我喜歡以這個動作來讓大腿的後側變緊實勻稱，好迎接夏天的短褲和比基尼！

預備姿勢：跟正統版橋式類似，但這次雙腿要往墊子尾端延伸，離臀部更遠。

1　躺著，雙膝併攏，如同正統版橋式的姿勢。

2　雙腳走離臀部，超過膝蓋，成四十五度角。

3　收腹，臀部抬離地板，骨盆腔往天花板提高，脊椎打直，不要弓背。腳板可平放在地板，或者踮起來成半立腳尖（這是進階版）。做四個八拍。最後一個八拍時撐住。

4　有幾件事要記住：腹部要用力收緊，以減輕下背和脊椎的壓力。抬起臀部時，臀部要夾緊，雙膝併攏，大腿內側和外開動作會用到的髖部肌肉要出力，臀部上下震動，但別碰觸墊子。上半身放鬆——別忘了呼吸！

5　最後一個第八拍時撐住。臀部抬得愈高，鍛鍊的程度就愈高。大腿內側和臀部夾緊，收腹。

6　現在，臀部稍微上下震動，把臀部帶高一點。做四個八拍。最後一個八拍時撐住。

◆＋初學者在這裡做個伸展。

擁有芭蕾明星的修長身材和完美肌肉線條

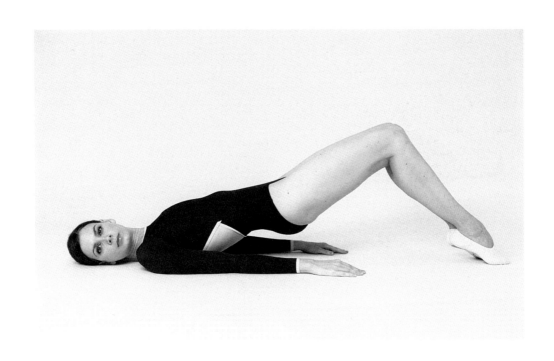

延伸的蝴蝶橋式

回到延伸橋式的位置，抬高臀部，雙膝併攏，腳板平放或成半立腳尖式，臀部抬得高高，膝蓋張開後併攏。雙膝合併時用力，讓大腿內側夾緊，臀部保持穩定，腹部收緊。做四個八拍。

伸展：正統版的腿筋伸展（坐姿）及髖關節伸展。左右兩邊都要做。

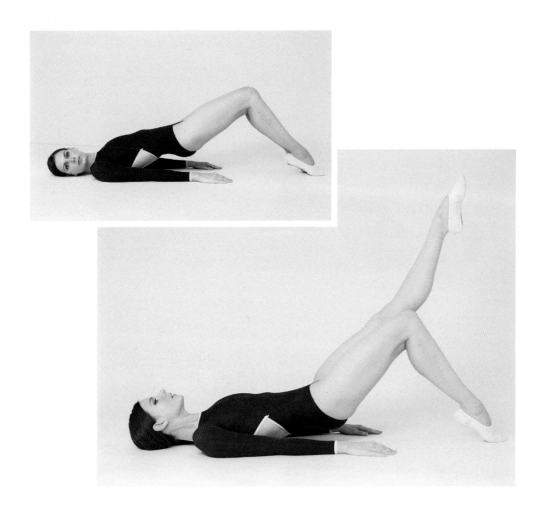

單腳的延伸橋式

1 從延伸橋式開始，臀部抬高，雙腳和雙膝併攏，雙腿往前延伸出去（◆＋初學者腳板平放。◆＋＋進階版則成半立腳尖）。

2 一腳舉向天空（◆初學者成九十度，進階版則成四十五度，而且雙膝併攏）。

3 一腳繼續舉向天空，臀部放低，但別碰到墊子。再次抬起臀部，腹部用力，上半身放鬆。臀部一上一下時不要弓背。做四個八拍。換邊做。

伸展：正統版腿筋伸展（坐姿）。髖關節伸展（坐姿）。利用 Port de bras（手部運行）來做上半身的伸展（坐姿）。

反向橋式系列
大腿、核心肌群和臀部（十分鐘）

在這個段落，我們要繼續鍛鍊大腿、核心肌群和臀部，但這次是趴著，而不是躺著。如果妳趴的地方很硬，可以在骨盆腔的位置鋪個毛巾，或者把墊子捲起來墊著。

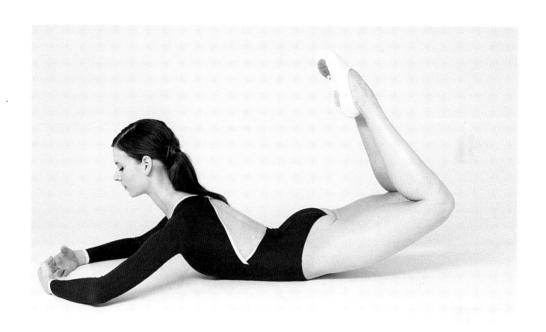

預備姿勢： 做完單腳的延伸橋式後，做個坐姿伸展，來舒緩手臂和大腿的肌肉，接下來妳就可以進入反向橋式。

1　趴在墊子上，雙手置於身體兩側，雙腿伸直。

2　收腹，夾緊核心肌群，擴胸，雙手放到胸前，擱在墊子上，成芭蕾手部的第一位置。

3　彎曲膝蓋，腳跟併攏。

4　脖子拉長，視線往下，背部提高，利用大腿、腹部和臀部的力量把雙膝抬離地面，這就是反向橋式的姿勢。

反向橋式

1　膝蓋微開，成鶴立式（Attitude），將大腿的上半部抬離墊子。收腹，夾緊核心肌群。

2　把腿放回地板上，腳趾併攏，雙腿仍成鶴立式。上半身放鬆。

3　核心肌群再次夾緊，把雙腿抬離地面，這時妳應該可以感覺到臀部和大腿內側很用力。做兩個八拍。

◆＋＋進階版，做四個八拍，然後直接進入下一個動作。

伸展：正統版的腿筋伸展。

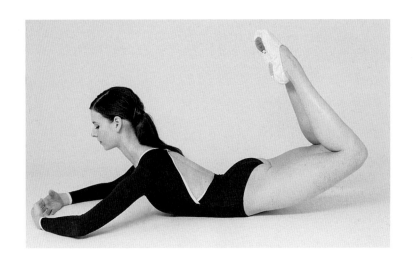

反向橋式，上抬加強版

1　從反向橋式的預備位置開始，回到反向橋式，把雙腳舉離地面。

2　收腹，夾緊大腿後側和臀部。

3　把腿部抬高一些，然後放低一點，回到起始位置，這時雙腿仍在半空。將雙腿上下微微震動，鍛鍊背部、大腿內側和臀部的肌肉。做兩個八拍。

◆＋＋進階版，做四個八拍，記得腹部收緊。

伸展：正統版腿筋伸展，利用 Port de bras（手部運行）來做上半身的伸展。

擁有芭蕾明星的修長身材和完美肌肉線條

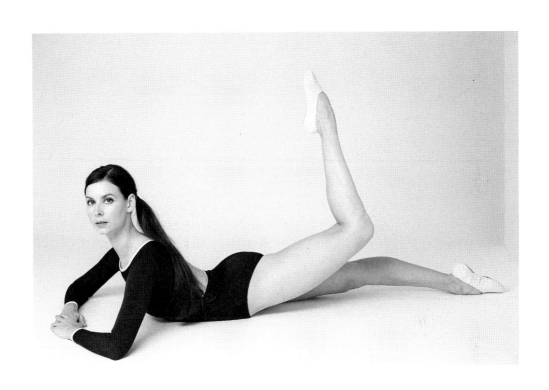

單腿的反向橋式

1　雙腿伸長，置於墊子上，右膝彎曲成鶴立式，雙肘微彎，置於墊子上，成芭蕾手部的第一位置，手掌交疊。

2　收腹，略彎右膝，右腿高舉，朝向天空，左膝打直，放在墊子上，核心肌群夾緊。

3　後腿抬起，成鶴立式，腹部收緊。

4　把工作腳（右腳）放下一點，再次舉高，鍛鍊臀部和大腿內側的肌肉。做四個八拍。

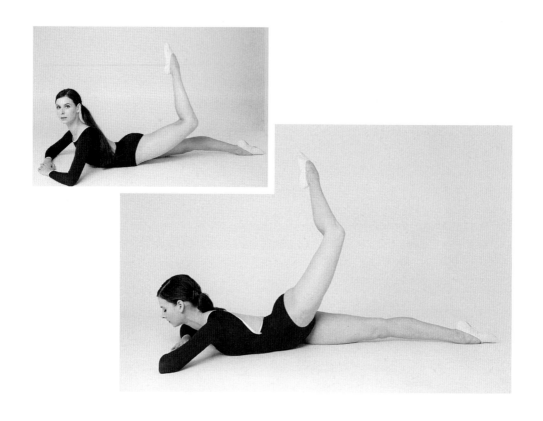

單腿的反向橋式，上抬加強版

1　從單腿反向橋式的預備姿勢開始，一腳往後伸直成鶴立式，膝蓋略離地面。

2　雙手成芭蕾手部的第一位置，手掌交疊，置於胸前的墊子上，收腹。

3　後腳舉離地面，依舊成鶴立式，再舉高一點，微微上下震動。做四個八拍。

如果做到這裡需要休息，就做做上半身和腿筋的伸展，喝點水。

◆如果肌肉感覺舒暢，就直接做下一個動作：迎風展翅式（Arabesque）的延伸。

　　　　　　　　擁有芭蕾明星的修長身材和完美肌肉線條

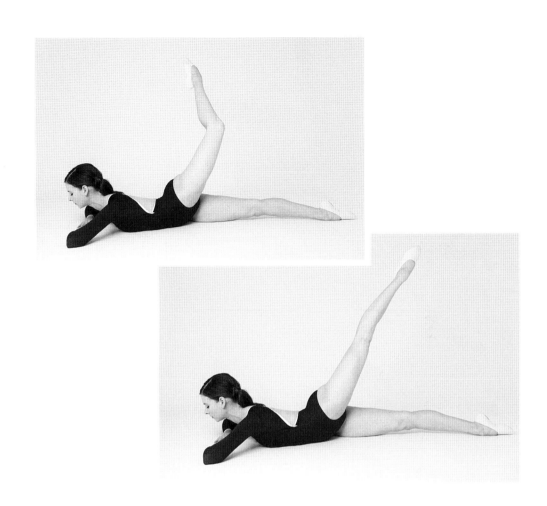

反向橋式，迎風展翅式延伸版

1 預備姿勢就跟單腿的反向橋式和單腿反向
  橋式的上抬加強版一樣。先從單腿的反橋
  式開始，右腿往後抬，成鶴立式，膝蓋離
  開地板，收腹。抬起的右膝打直延伸，後
  腿伸長，成迎風展翅式。

2 抬起的工作膝彎曲，成鶴立式，再次伸展
  延長膝蓋，延伸成迎風展翅式。

3 記得上半身放鬆，脖子拉長，腹部用力。
  每次做迎風展翅式時，膝蓋要完全打直。
  做兩個八拍。

◆＋＋進階版，做四個八拍，記得腹部要收
緊用力。

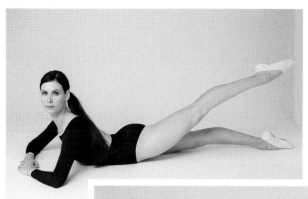

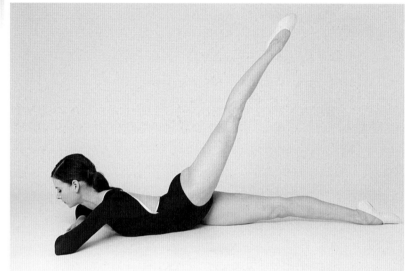

反向橋式，迎風展翅式上抬版

1　回到「反向橋式，迎風展翅式延伸版」的
　　姿勢，腹部緊縮，工作腿抬高離地，伸展
　　成迎風展翅式。

2　把腿稍微放低，然後再次抬得更高，成
　　迎風展翅式，然後放回墊子上。做四個八
　　拍。

伸展：正統版的腿筋伸展，以及利用 Port de
bras（手部運行）來做上半身的伸展。

換腿重複做上述五個反向橋式的變化式。

　　　　　　　　擁有芭蕾明星的修長身材和完美肌肉線條

腹部運動（十分鐘）

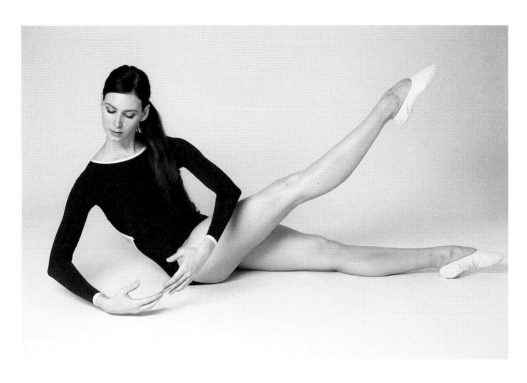

在這個段落中，我們要把重點轉移到腹部，尤其會加強下腹部。下腹部是核心肌群的一部分，這部分的肌肉很難緊實勻稱，所以我要特別加強這部分！想著兩側髖關節之間的部位，把那裡收緊，那地方就是下腹部的位置。

下腹運動通常從以下這個正統版的預備姿勢開始。

預備姿勢：坐在地板上，雙腿往前伸，腹部朝脊椎的方向內縮，將上半身往後傾，核心肌群用力，雙膝微彎。雙手舉到胸前，成芭蕾手部的第一位置。記得尾椎骨底下要有足夠的墊物。有時我會把墊子捲起來墊在尾椎骨下，或者多鋪一條毛巾。記得腹部要收緊用力，這個原則很重要。在做腹部運動時，腹部一定要收緊內凹，這樣才能打造出曲線分明的平坦小腹，但又不會練出大塊肌肉。

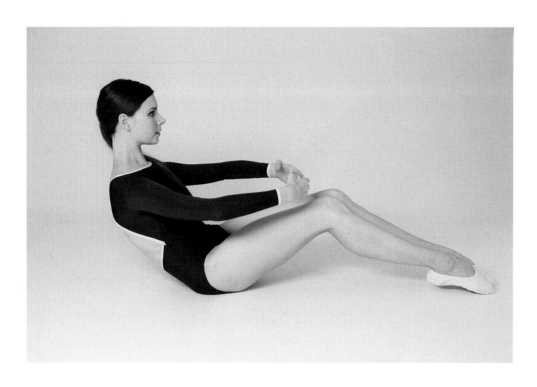

正統版的美型芭蕾腹部運動

這個動作所運動到的範圍很小，但會大量使用到很深層的腹部肌群。練習久了體力會增加，妳能做到的程度也會更強。

1　背部慢慢往後傾，感覺腹部開始繃緊用力時就停住，上半身後躺約三十度，下腹部用力撐住。

2　再往後躺一點，上半身放低又抬起，同時腹部收緊。記得，上半身別抬太高，太高

的話腹部肌肉就會放鬆。頭和雙手抬起，整個過程上半身放鬆，才不會拉傷脖子肌肉。做三個八拍。最後一個八拍撐住。

◆如果妳是初學者，而且下背會痛，一開始只要做一個十拍，然後休息，接下來再試試一個十拍。腹部的肌肉若疲累，有時會變成下背用力，若出現這種狀況，暫停一下，做做伸展，重新開始。一次不用做太多下，體能慢慢增加後，再完整做足三個八拍。

　　　　　　　　　擁有芭蕾明星的修長身材和完美肌肉線條

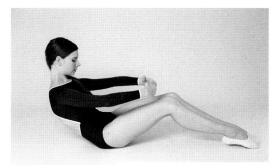

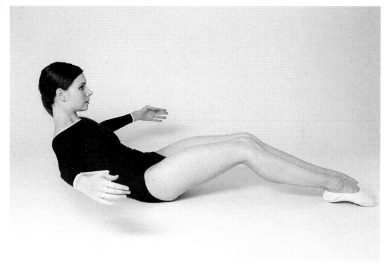

正統版的上下震動

跟正統版的美型芭蕾腹部運動一樣，這個動作的運動幅度也不大，甚至更小！可是非常有效。

1　上半身微微後躺，雙手在胸前成手部第一位置，收腹。

2　脊椎繼續延展，下巴略收，雙手張開成第二位置，上半身朝地板微微上下震動，下腹收緊。別拱肩，不要弓背，抬起上半身

時感覺核心肌群正在用力。做三個八拍。

◆＋如果妳是初學者，可以把雙手放在膝窩，這樣妳更能專心夾緊腹部。如果妳的核心肌群累了，開始感覺下背疼痛，就放慢速度。妳可以一次先做五下或十下，然後伸展。等到核心肌群有力量後，就能一次做更多下——記住，隨時傾聽身體的需要。

◆＋＋進階版，把雙手擺成第二位置。

坐姿的腹部伸展

1 坐在墊子上，雙腿往內收，成舒服的散盤坐。

2 雙手放膝蓋，收腹，弓背。

3 坐挺，雙手做出芭蕾手部的第五位置（雙手在頭頂上抱圈）。

4 重複做手部的伸展。一手往下放，手肘微彎，放在腹部前，另一手高舉過頭，成第四位置，身體往側邊彎。

5 換邊做。

擁有芭蕾明星的修長身材和完美肌肉線條

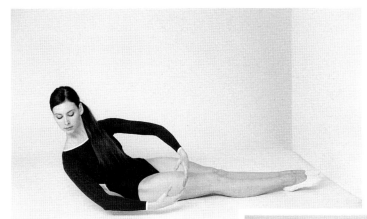

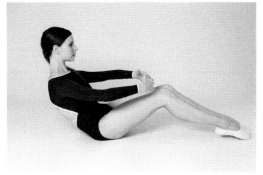

側邊的芭蕾扭轉

我喜歡這個運動，因為它能迅速運動到核心肌群。以前上芭蕾舞課或者排練之前，我最愛做這個動作，它能讓我在最短的時間內熱身，運動到腹部肌肉。這動作會運動到斜肌、腹部的側邊和中央部位。

1　先由正統版的美型芭蕾腹部運動開始。雙膝微彎，雙手成第一位置，收腹。雙腿往前延伸，放在墊子上。◆＋初學者的膝蓋可以彎曲，如正統版美型芭蕾腹部運動的姿勢。

2　背往後傾，成三十度，扭轉上半身，收腹，下腹往內凹。

3　換邊做。扭轉另一邊時腹部收緊，找到最適合妳的節奏。我發現速度慢一點，每一邊都停留一拍，充分收緊腹部，能讓這動作更有挑戰性，而且效果更好！

4　雙手擺在第一位置，核心肌群用力收緊，身體放低扭轉時想著妳在收腹。這動作滿難的，因為妳在扭轉時腹部很容易放鬆突出，而非用力收緊。做四個十拍。

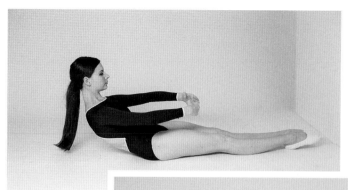

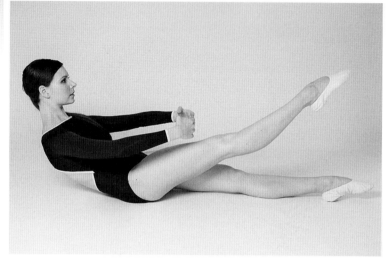

下腹部的單腿延伸

1　雙腿伸直，放在墊子上。

2　身體後傾，腹部內縮，雙手擺成第一位
　　置。

3　一腳抬離地面，約十到二十度。

4　腿繼續抬著，身體後傾，收腹，然後抬高，
　　回到一開始的位置。把意念放在腹部，這
　　個運動是要鍛鍊妳的核心肌群，而非妳的

大腿。腿要保持穩定，抬高十到二十度。
做四個八拍。換邊做。

◆如果妳的下背或臀部屈肌很敏感，可以把
該抬起的那隻腳放在地板，但同樣要伸直，
如同預備姿勢。這樣也能鍛鍊到腹部！

伸展：坐挺，利用坐姿的腹部伸展來舒緩胸
肋骨，放鬆上半身。

　　　　　　　　　擁有芭蕾明星的修長身材和完美肌肉線條

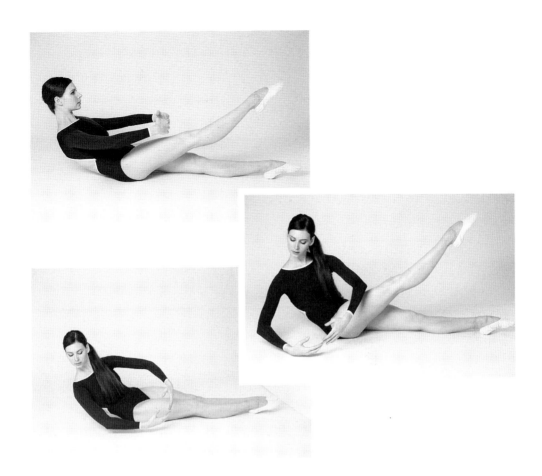

單腿延伸加扭轉

這動作結合了芭蕾的扭轉和單腿延伸。

1　重複單腿延伸的動作，但這次放下腿時，身體扭轉到一邊（同抬腿的那一側），腹部和側邊收緊，然後回到中央。

2　做這個動作時腹部要收緊用力，但上半身放鬆。做兩個八拍。換邊做。

◆妳可以把工作腿放到墊子上，這樣做起來比較輕鬆。

伸展：坐挺，利用坐姿的腹部伸展來舒緩胸肋骨，放鬆上半身。

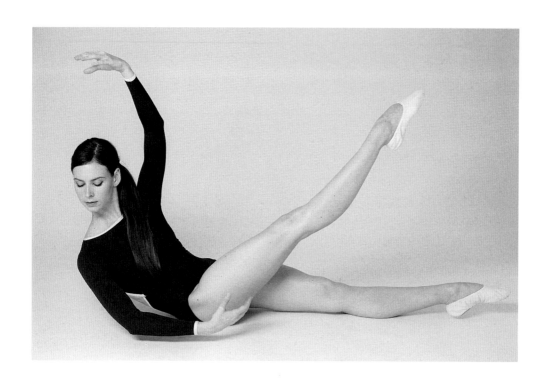

單腿延伸加扭轉並撐住

1 同單腿延伸加扭轉的姿勢,一手高舉成芭
   蕾手部的第四位置,上半身轉向另一邊,
   也就是與抬起的腿同一側。

2 身體放低,收腹,記住,妳要運動的是核
   心肌群。腿要抬高,保持穩定,手也一樣。
   做兩個八拍。

3 換邊做。

大腿內側（十二分鐘）

芭蕾舞者經常鍛鍊大腿內側，因為許多芭蕾動作都有雙腿外開的姿勢。包括就著扶手下蹲延伸（plié tendu），到踮起整個腳尖，做出完美的第五位置，這些動作都會用到大腿內側的肌肉。接下來這系列的動作就是要讓妳的大腿內側緊實勻稱，以打造一雙修長纖細的芭蕾舞伶之腿。

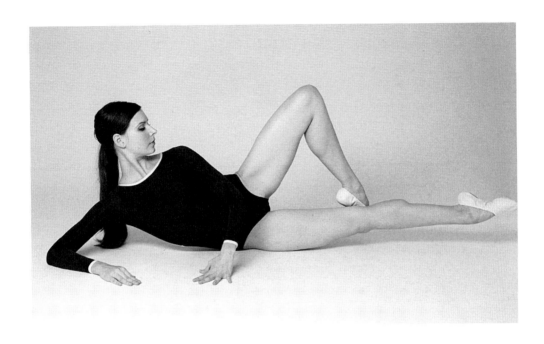

正統版的大腿內側上提運動

預備姿勢：身體的右側躺在墊子上，右腿伸直，置於墊子，這時左腿在上方。彎曲左腿的膝蓋，將左腿放在打直那條腿的前面或後面都可以，姿勢可以抬起成半立腳尖，或者平放也行。這個動作的工作腳是底下那隻伸直的腳，所以妳要把意念放在這裡。上半身放鬆，以右肘撐住，或者上半身躺在墊子上，右手伸直。收腹，鍛鍊核心肌群。下方的膝蓋要打直。

1　下方膝蓋打直，下方的腳一上一下震動，做四個八拍。最後一個八拍撐住。

正統版的
大腿內側上提運動，加高度延伸

1　停在正統版大腿內側上提運動的最高
　　點，再抬高一點，迅速上下震動，做
　　四個八拍。最後八拍把腿撐在高處。

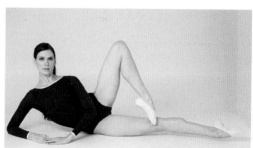

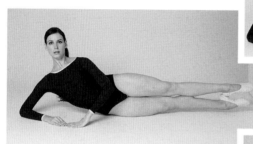

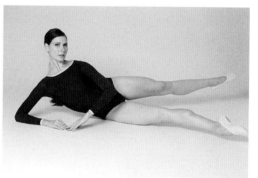

大腿內側延伸，第一到第四位置

1　雙膝打直，將雙腿延伸出去，擺成芭蕾
　　腿部的第一位置。腹部收緊用力，胸部放
　　鬆。

2　雙膝延伸出去，大腿內側用力，將下方的
　　腿往前挪一點，上方的腿則往後挪成芭蕾
　　腿部的第四位置。

3　將腿變回第一位置，再次延展成第四位
　　置，膝蓋抬起，核心肌群用力。做四個八
　　拍。

◆＋＋在第四位置時多撐四個八拍。

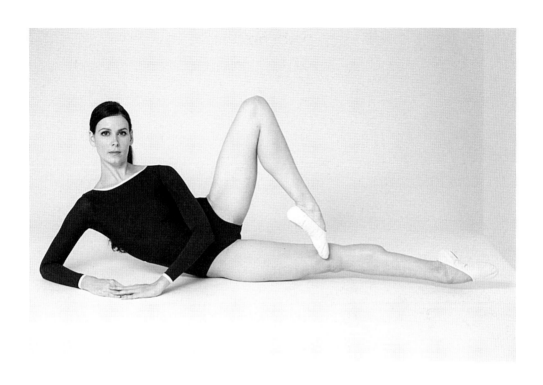

正統版大腿內側上提——重複練習

把腿擺回預備姿勢，再做一次正統版大腿內側上提。這次，妳會覺得大腿上半部和臀部用力。保持專注，腹部用力。做四個八拍。

大腿內側伸展

1　坐挺，一腿伸到旁邊，彷彿準備做正劈，身體朝向腳板彎曲。

2　另一腿彎曲，略往前放，成吸腿（Passé）的姿勢。

3　伸直的那條腿膝蓋打直，另一側的手舉高，在頭上略彎，身體放低，往伸直的腳延伸出去，伸展上半身。身體前方的手彎曲，舒緩側邊和背部。

4　換邊做。

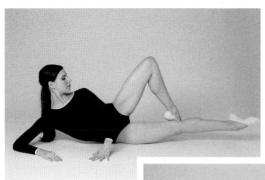

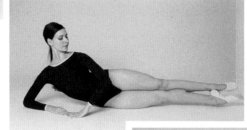

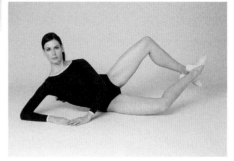

鶴立式的延伸

1　側躺，如正統版大腿內側上提運動。

2　雙膝彎曲，成鶴立式，舉離地板，右腳在前。腹部用力，胸口擴開。

3　雙膝打直，將雙腿延伸出去，離地，成芭蕾腿部的第五位置。

4　再次屈膝，回到鶴立式，再次伸直。胸口擴開，腹部用力。做兩個八拍。

◆＋由於這個動作屬於進階程度，初學者可以只做一個八拍，或者只彎曲和伸直下方那隻腳，上方那隻腳不動，保持平衡（如最上方的圖片）。

伸展：做大腿內側的伸展，然後換邊做。

　　　　　　　　擁有芭蕾明星的修長身材和完美肌肉線條

大腿外側（十到十五分鐘）

這系列的動作是要鍛鍊腳的外側、臀部和大腿外側。這些在墊子上做的動作很棒，可以讓肌肉緊實勻稱，同時讓下肢顯得修長。

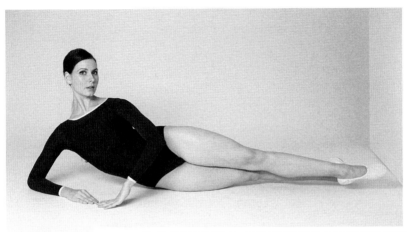

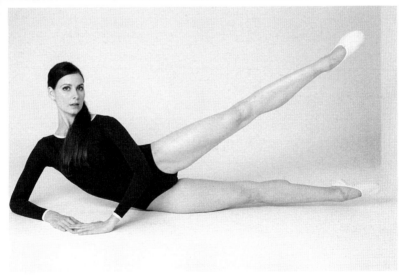

預備姿勢：身體的右側躺在地板，雙腿伸直，放在墊子上。上半身找到最舒服的位置，上方的手臂往身體方向彎曲，放在墊子上那隻手伸長，雙膝打直。右側做完整輪後再換左側。

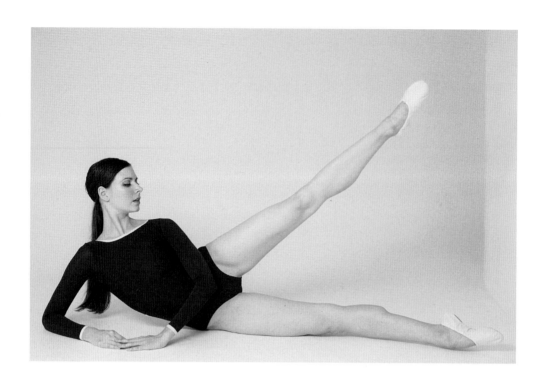

鍛鍊大腿外側，小踢腿（Battement Tendu）

1　抬腿時腳尖下壓，然後上方的腿往下，停
　　留在半空，臀部要正。

2　抬起的腿伸直，延長出去，核心肌群用
　　力，骨盆內縮。別忘了呼吸——這點不容
　　易做到。現在髖部外側和臀部有灼熱感。

做四個八拍。最後一個八拍時把抬起的腿
撐住。

◆＋初學者做到這裡時休息一下，做做坐姿
的髖關節伸展。

更延伸的抬腿動作

1　接續上一個動作，把活動腳舉得更高，膝
　　蓋打直，腹部收緊。

2　臀部擺正，腳尖下壓，面朝地板，把腳微
　　微上下震動。做四個八拍。最後一個八拍
　　時把腳撐高。

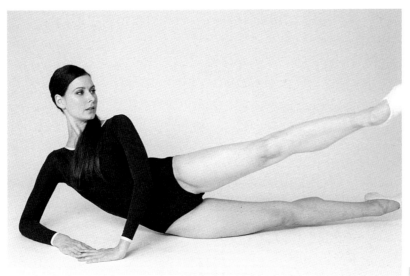

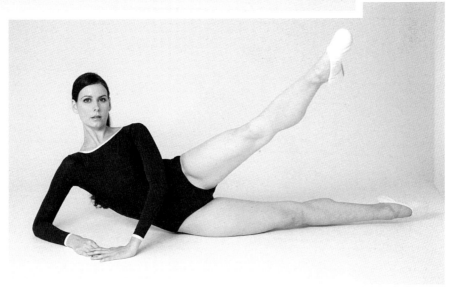

鍛鍊大腿外側，單腳凌空畫圈（Rond de jambe en l'air）

1　接續上一個動作，把上抬的那隻活動腳在
　　半空畫圈。動作毋需大，只要想像妳以工
　　作的那隻腳和腳趾在半空畫小圈。舉起工
　　作腳，繞到後方，再往前繞，再次往上轉。

2　整個過程腿都要舉在半空，臀部擺正，想
　　像腳趾朝向地板。

3　反轉繞圈，做四個八拍。

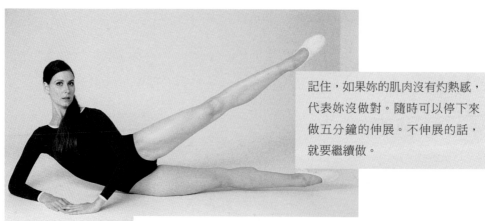

記住，如果妳的肌肉沒有灼熱感，
代表妳沒做對。隨時可以停下來
做五分鐘的伸展。不伸展的話，
就要繼續做。

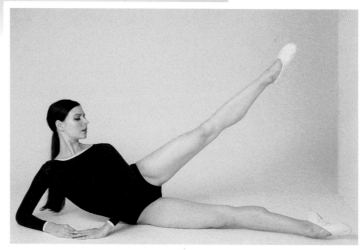

重複小踢腿的動作

重複小踢腿的動作，這次上下震動的幅度更
大。要用力道去控制動作，不要用甩的，或
者硬把腿撐高。現在，腿應該開始灼熱起來。
做四個八拍。

伸展：進行坐姿的髖關節伸展或正統版的腿
筋伸展。辛苦鍛鍊大腿和臀部後，現在做起
這些伸展動作應該會覺得舒服極了！

花三分鐘迅速休息，伸展一下。舒緩髖部，動一動，放鬆。喝口水，然後回到同一側把最
後一個八拍做完。

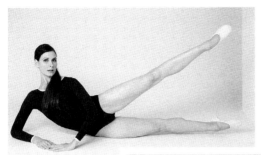

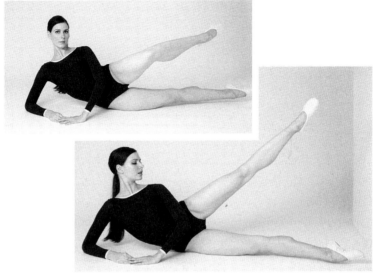

側躺的蹲沉姿（fondu）

1 回到右側躺的小踢腿姿勢，雙腳伸直。

2 抬起上方那隻腳，平行地舉高，成延伸姿勢（tendu），然後往內彎曲成鶴立式。

3 再次延展活動腳，伸直，回到蹲沉姿。這個動作類似橋式系列中的康康踢腿式。做四個八拍。

提醒：在做這個動作時，記得腹部用力，保持呼吸，放鬆，上半身穩定，靠在墊子上。

腳尖下壓，朝向墊子，好讓髖部擺正。現在肌肉開始疲憊，所以妳會感覺到它的存在。

伸展：休息一下，喝口水，動一動，伸展大腿的內側和腿筋。

換邊做，把大腿外側系列的整套動作做一遍，記得意念放在核心肌群，腹部收緊（◆＋＋腿抬更高，髖部一定要擺正，這樣的抬腿動作會更有挑戰性）

立姿的手部姿勢（五到十分鐘）

立姿系列做起來很快（只有五到十分鐘！）很有趣，而且動作優雅，卻能讓妳心跳加速，以積極的方式讓一直運動的肌肉獲得舒緩。此外，這系列也是很棒的上半身運動，可以讓肌肉緊實勻稱，不會看起來雄壯威武。由於這部分的動作是採取立姿，所以接下來會用到基本的芭蕾術語（參見 p67-68〈芭蕾入門：快速認識芭蕾術語〉）。

如果妳曾接觸過芭蕾，我相信妳會發現舞者的手部姿勢都非常優美。她們的手臂強壯卻輕盈，姿勢無懈可擊。這系列的動作將能雕塑妳的手臂，同時更強化妳的核心肌群。小心，別弓背（隨時要夾緊腹部，記得嗎？），抬手時要利用手肘來帶動，不要聳肩（前面 p71 已介紹過芭蕾手部的五個基本位置）。

擁有芭蕾明星的修長身材和完美肌肉線條

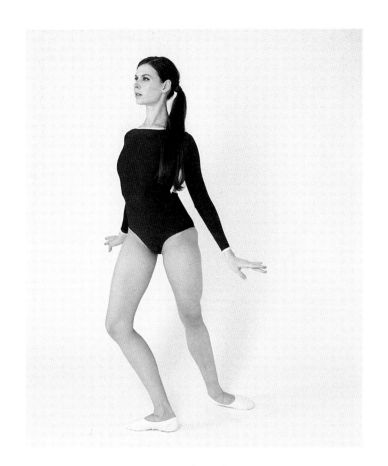

下蹲的延伸迎風展翅式（Tendu Arabesque in Plié）

預備姿勢：墊子上的動作已經讓妳的腳充分暖起來，所以，現在妳可以直接進入迎風展翅延伸式。這個動作很棒，可以讓妳的雙腿勻稱，同時鍛鍊核心肌群，雕塑出優雅的體態。從很多方面來看，迎風展翅延伸式類似芭蕾版本的弓箭式——但這動作不像一般弓箭式會讓妳的大腿變粗壯！

1　右腳站成芭蕾弓箭式，右膝微彎，成半蹲式（demi-plié），左腳打直，放在身體後方，成迎風展翅式。

2　收腹，雙手放低，置於身體兩側，後面那隻腳的腳板放在地板上。重心擺在前腳的腳掌前部。頸部拉長，腹部收緊。如果身體不穩，那麼請就地取材，以椅子或牆壁當成扶手，藉由它們來穩定身體。

3　前方的支撐腳微彎，成半蹲式，微微上下震動身體，做四個八拍。

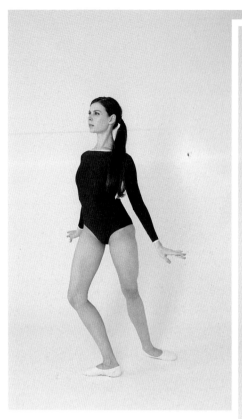
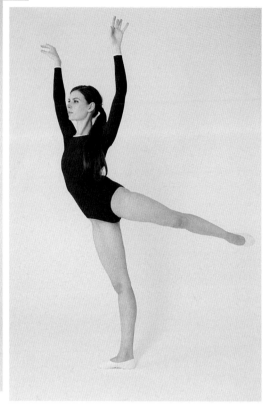

天鵝手的上提迎風展翅式

1　從迎風展翅式的預備姿勢開始，前方的支撐腿打直，後腿離開地板，舉到半空，成迎風展翅式。不用擔心後腿抬不高，只要先離開地板即可，日後體力變得更好，穩定度更佳時，自然可以抬得更高。

2　抬高後腿時，記得收腹，腹部的核心肌群用力夾緊。

3　雙手高舉過頭，成 V 字型，兩腿的膝蓋打直。

4　放下後膝，回到預備姿勢——芭蕾弓箭式。雙手同時往下放，但背部和上半身別跟著放鬆。這個動作會運動到的地方是腿、核心肌群和手臂，不過主要還是鍛鍊手臂。所以，抬放手臂時要專注，意念集中在手臂上。做四個八拍。

伸展：＋開始做到這裡時可以休息，做個伸展（站姿的腿部伸展），＋＋進階者請直接進入下一個動作。

　　　　擁有芭蕾明星的修長身材和完美肌肉線條

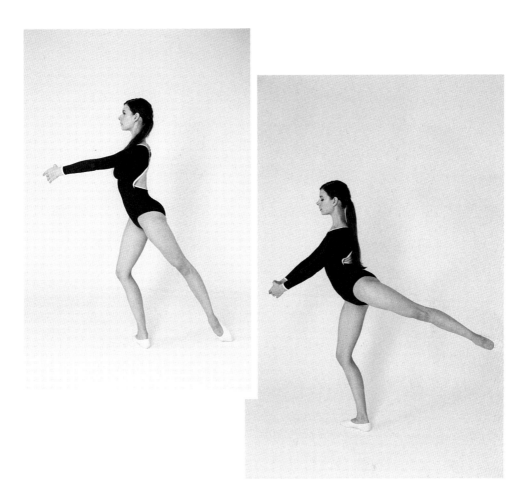

凌空的迎風展翅式下蹲

1 後腳往下放，成迎風展翅式的延伸姿勢，
  前面的支撐腳彎曲。

2 雙手放下，成芭蕾手部的第一位置（抬起
  手肘，在胸前抱圓），腹部收緊，脖子拉
  長，胸口擴開。別弓背！

3 雙手繼續抱圓，維持在第一位置，支撐腳
  的膝蓋對準腳趾上方，抬起後腿，成凌空

的迎風展翅式，前方的支撐腳彎曲。

4 以半蹲姿勢輕微上下震動，後腿繼續抬
  著，成迎風展翅式。做四個八拍。

◆不穩的話可利用椅子或牆壁來支撐。

伸展：＋初學者在此做個立姿的伸展。

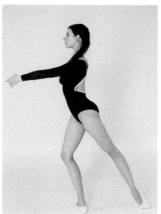

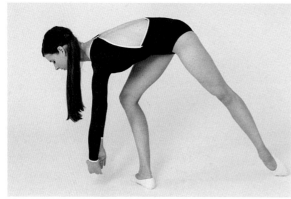

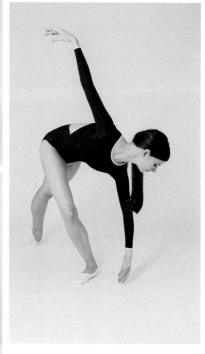

低迎風展翅式的弓箭式

這個動作可以鍛鍊臀部和大腿！

1 先擺出上提迎風展翅式，把後腿放在地板，如照片所示，雙手同樣擺在第一位置，右腿繼續放在後面，胸部擴得非常開，前膝略彎成半蹲式（demi-plié）。

2 後腿沿地板滑出去，成迎風展翅式，再蹲低一點，成下弓箭式。

◆＋如果是初學者，身體往下傾時，雙手可以繼續成第一位置，如圖示。◆＋＋進階版的話，就扭轉脊椎，讓手部成第三位置。

3 注意，支撐腳的膝蓋要對準腳趾，再下蹲一些，就這個姿勢上下震動。脊椎延伸，脖子放鬆，做兩個八拍。

伸展：支撐腳伸直，成延伸的迎風展翅式，膝蓋打直，緩緩抬起上半身。

擁有芭蕾明星的修長身材和完美肌肉線條

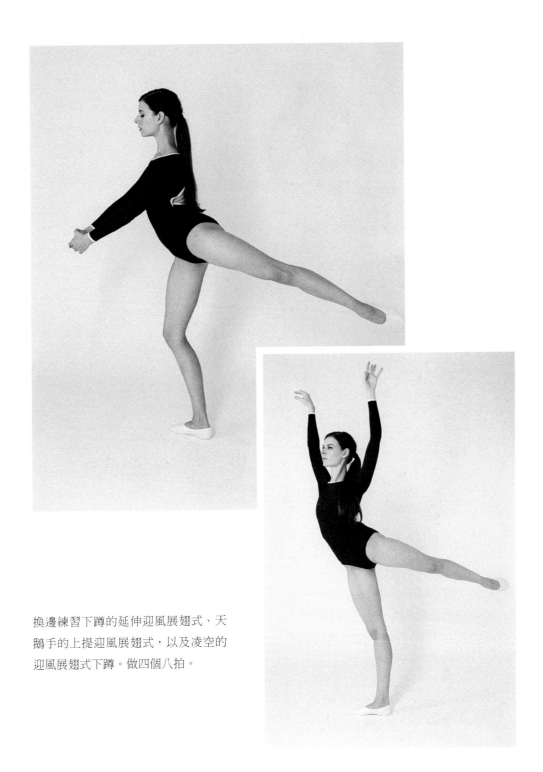

換邊練習下蹲的延伸迎風展翅式、天
鵝手的上提迎風展翅式,以及凌空的
迎風展翅式下蹲。做四個八拍。

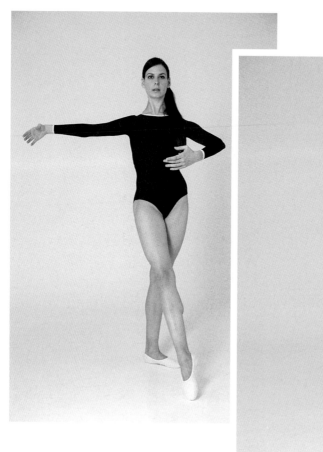
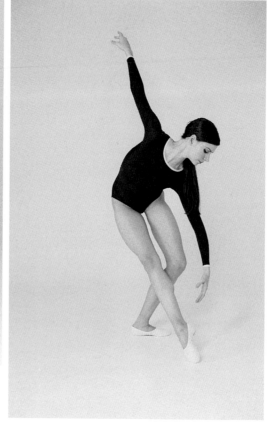

前側的下蹲延伸式（Plié Tendu Front）

預備姿勢：先把右腳往前伸，成前側延伸姿勢，雙膝用力，挺高身體。前腳的腳趾下壓，雙膝完全打直，收腹，雙手張開，成芭蕾手部的第三位置：左手肘彎曲，在前方抱圓，成芭蕾手部的第一位置，右手成第二位置。

1　後面的支撐腳彎曲，成下蹲式，前腳沿著地板滑出去。

2　收腹，左手往下，靠向右腳板。支撐腳的膝蓋要對準腳趾。

3　以下蹲式微微上下震動，同時支撐腳再蹲低一些。雙手保持穩定，腹部收緊。這種蹲低的姿勢能充分鍛鍊到腿部、臀部和核心肌群。做四個八拍。

　　　　擁有芭蕾明星的修長身材和完美肌肉線條

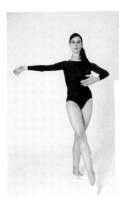

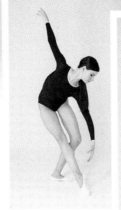

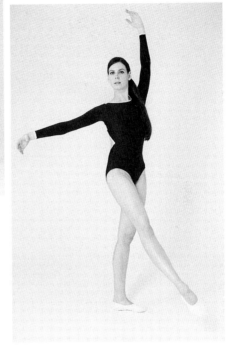

下蹲前抬，活動腳離地（Plié Dégagé Lift Front）

這組動作非常有挑戰性，所以我們只會做一個八拍。要特別留意，用到的是核心肌群和腹部的力量。不要弓背。彎曲和伸展膝蓋時要做得很確實。

預備姿勢：先擺出「前側的下蹲延伸式」的姿勢，收腹，核心肌群用力，雙手抬高，成第三位置，上半身抬起，雙膝伸直。這動作也是很棒的腹部運動！

1　雙腿和上半身延展時，會先做出前側延伸式的動作（Tendu Front），接著前腿離地，從延伸式（tendu）變成凌空離地式（Dégagé en L'Air）。

2　腹部收緊，別弓背。

3　小心放下原本離地的腳，再次成前側延伸式，彎曲支撐腳，回到下蹲式。

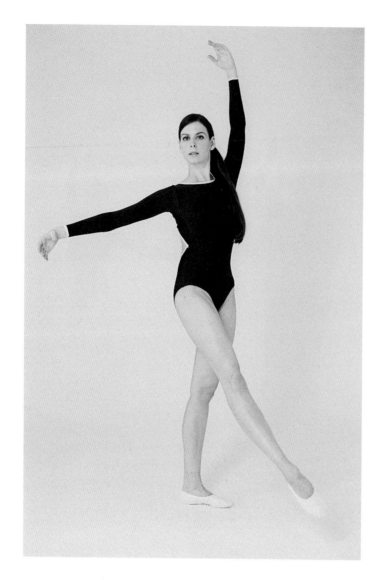

下蹲前抬，活動腳離地（續前頁）

4 再次挺起上半身，透過前側延伸式來伸
　　展，前腳離地。

5 頸部拉長，記住這個感覺，一上一下時別
　　讓上半身垮掉。做一個八拍。

伸展：站立的伸展。

換腳把整套前側延伸式做一遍。

擁有芭蕾明星的修長身材和完美肌肉線條

最後的伸展及答禮式

恭喜妳完成這套具挑戰性的運動！最後的伸展可以幫助妳舒鬆肌肉，緩和下來，另外，還要做個答禮的動作。

伸展：正統版的腿筋伸展和髖關節伸展。然後，以正劈來結尾（記住，不必劈到一百八十度）。這個姿勢維持幾秒鐘（如果有時間就拉長到幾分鐘），然後起身答禮。

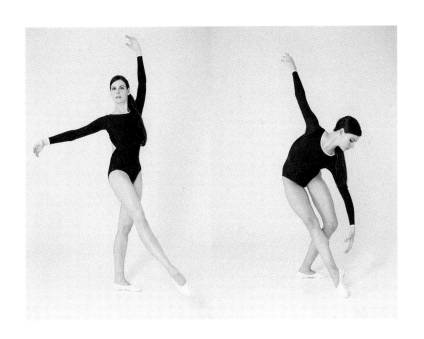

答禮式

先把雙手舉到第五位置。雙手高舉過頭，核心肌群收緊，姿勢要很挺，右腳往前伸，成前側延伸式，雙手就第三位置。

上半身挺起，腹部用力，支撐腳彎曲，同時把左手往下帶。膝蓋打直，回到延伸式，換邊做。接著雙手成第三位置，做個延伸的迎風展翅式。

髖部和雙腿撐高，腹部收緊，深吸一口氣，彎曲支撐腳，雙手跟著上半身一起往下，靠近地板。前腳彎曲，後腳伸直，成迎風展翅式。

緩緩起身，膝蓋打直，手放回第三位置。換邊做。

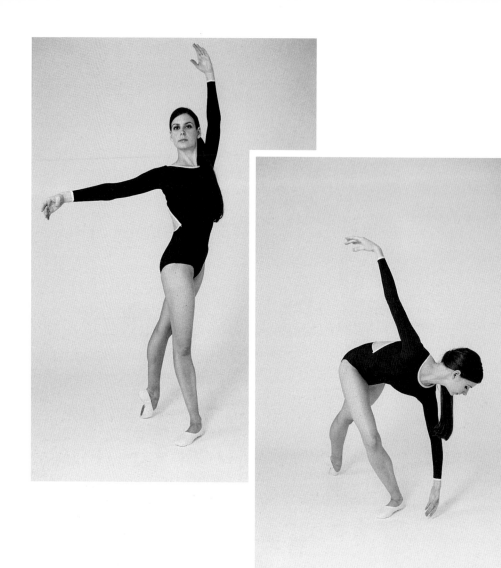

什麼是答禮式？

芭蕾裡的答禮式就像屈膝禮或鞠躬，也就是
透過肢體答謝觀眾，同時對師長或教練表示
敬意。不過，請別對我做出這一式——答謝
妳自己吧！妳今天做得很認真，我以妳為榮！

擁有芭蕾明星的修長身材和完美肌肉線條

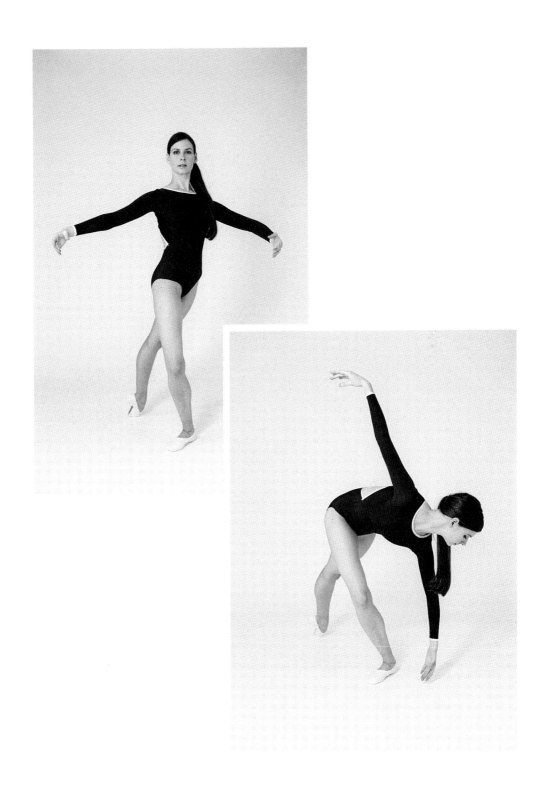

這六十分鐘的正統版美型芭蕾運動針對的是全身肌肉，甚至還融入了心肺運動。妳可以一次把這些動作全數做完，也可以分段做。從下一章中，妳會看見美型芭蕾的運動彈性很大，妳可以選擇一次做十五分鐘、三十分鐘，或者接受更大的挑戰，一次做四十五分鐘或六十分鐘。現在，讓我們繼續吧！

　　　　　　　　　　　擁有芭蕾明星的修長身材和完美肌肉線條

6

美型芭蕾運動：
十五分鐘的強效精華版

　　這一章要介紹的是美型芭蕾強效精華版暨心肺運動系列。這系列共有四組深具挑戰性的精華動作，每組為時十五分鐘，能讓妳提高心跳速率，同時鍛鍊手臂、腿部、腹部和臀部，讓它們變得更緊實勻稱。

　　我的客戶克菈瑞分享她的心得。「我好愛美型芭蕾的強效精華版！如果時間不夠，我就做一組，如果時間充裕，我會把各組混合起來做，讓運動更符合我的需求。強效精華版真的很棒！而且哪裡都能做，我從旅館房間做到公園。我好愛這套運動，真希望繼續出新的系列！」

　　就跟正統版一樣，美型芭蕾強效精華版的每一組動作都能鍛鍊到芭蕾肌肉，讓它們變得精實纖細，而且可以讓全身更加勻稱，除此之外，這套強效精華版還多了心肺運動的功能！這套很有趣的立姿運動可以讓妳看起來變得更漂亮，同時讓妳覺得自己變美。這套運動對於改善姿勢和平衡感也非常有效，此外它的強度具挑戰性，鍛鍊的範圍很廣，絕對能讓妳在低衝擊的動作中提高心跳，達到驚人的效果。

　　把這些運動想像成芭蕾課裡的每個舞步。每一個舞步都扮演特定的角色，具有重要目的，能轉化身體的動作，傳達出身體的訊息，而且每個舞步交織起來就能娓娓訴說出一個美麗動人的故事。強效精華版系列可以搭配為時較長的運動，比如美型芭蕾的正統版，或者妳也能以它們來取代正統版裡的某些動作。全由妳決定！如果妳發現

行程中很難擠出完整的一小時，那麼這套強效精華版就很適合妳！我當初設計強效精華版時，就是要讓它很有彈性、每組動作可以交叉互換，而且具有強化密集的效果。

如果時間不夠，可以只做一組強效精華版，有時間的話，可以做兩組或四組，把它變成一整套三十分鐘或六十分鐘的運動。當然，妳也可以拆開來做，早上做十五分鐘，下午或晚上再做十五分鐘，總之，端賴妳的狀況而定。此外，強效精華版隨處可做，它具有長時間系列運動和美型芭蕾本身的原則：彈性、平衡、美麗和優雅姿態。正如第二章「設立目標」一節所提，一個禮拜做三次六十分鐘的美型芭蕾運動，妳絕對能見到不可思議的顯著效果！

即使妳一天只有十五分鐘可以運動，只要持之以恆，也同樣見得到驚人成效。如果投入更多時間去做，效果甚至會讓妳興奮到尖叫！關於追求健康美麗這種事，我相信一點一滴的努力都會有回報。我鼓勵妳，即使忙碌到無法有更多時間來進行整套的美型芭蕾運動，也要設法在當天做個十五分鐘的強效精華版。

強效精華版系列包含四組十五分鐘的美型芭蕾運動：

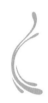

・天鵝手
・心肺運動
・下蹲式運動
・迎風展翅式運動

記住，在做強效精華版的過程中，要隨時參考美型芭蕾的原則，這些原則能讓妳的身體中心線更穩，幫助妳的身體部位放在正確的位置。

天鵝手™系列

美型芭蕾的天鵝手系列是一套優雅的運動，可以雕塑妳的手臂，使之變得勻稱纖細，更有女人味，同時還能增強上半身的體能，改善姿勢。這系列的運動不會用到重物，妳做過後就會了解為什麼不需要利用重物來做訓練。這個深具挑戰性的運動是利用身體本身的重量來強化手臂和上半身，所以妳可以隨時隨地練習天鵝手。現在，就來體驗它的樂趣吧！

先從一些立姿的伸展開始。

　擁有芭蕾明星的修長身材和完美肌肉線條

立姿的腿部伸展

立姿的腿部伸展（參見 p78）。右腿往後彎，右手抓住腳板的頂端，把腳往上拉向臀部，延展髖部和大腿的前側。收腹，以保持平衡，或者另一手可扶在牆壁或椅子上。換腳。

右腳往前伸，身體沿著該腳往前微彎，成延伸式（tendu），膝蓋打直。輕微上下震動，延展腿的後側和腿筋。起身，換邊做。

立姿的手臂伸展

參見 p77。站立，雙手高舉，成芭蕾手部的第五位置，肩膀下沉，脖子拉長。把雙手換成第四位置，上半身拉長，彎向側邊。第四位置時，上面那隻手略彎，胸口擴開。手往下成第一位置，換邊做。

我超愛天鵝手！
〈天鵝湖〉向來是我最愛的芭蕾舞曲。我愛音樂，愛浪漫故事，當然也愛古典的芭蕾舞碼。現在，即使不再每天登臺表演，我仍愛天鵝手的運動，因為它讓我能繼續感受美型芭蕾，同時又能從事效果驚人的運動。

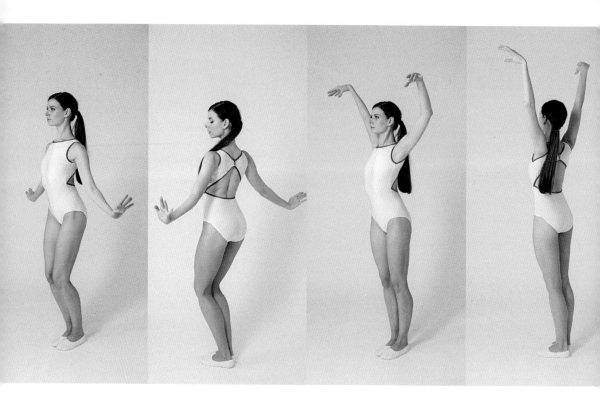

正統版的天鵝手

預備姿勢： 站立，脖子和肩膀盡可能放鬆，雙腳成第一位置（腳跟併攏，腳趾外開），或者成第六位置也行（雙腳平行），膝蓋微彎。記住，身體站挺，但別硬邦邦。手掌保持優雅放鬆，讓它們很自然地隨著手臂的運行來移動。

◆＋初學者，每個動作之間做個立姿的伸展來放鬆上半身，另外，只要做三個八拍，不用做到四個八拍。

1　收腹，擴胸。

2　脖子拉長，雙手往兩側延伸，成芭蕾手部的第二位置。

3　手肘彎曲，放低，但胸部別跟著垮下——胸部和上半身挺起。

4　放下雙手，然後抬肘，從手肘的部位抬起手臂，將手舉到肩膀位置。一開始可以慢慢做，熟練之後就加快速度。

5　雙手再次放下、抬起，核心肌群和胸部要撐挺。想像妳在水裡移動——好好享受吧。做四個八拍。

　擁有芭蕾明星的修長身材和完美肌肉線條

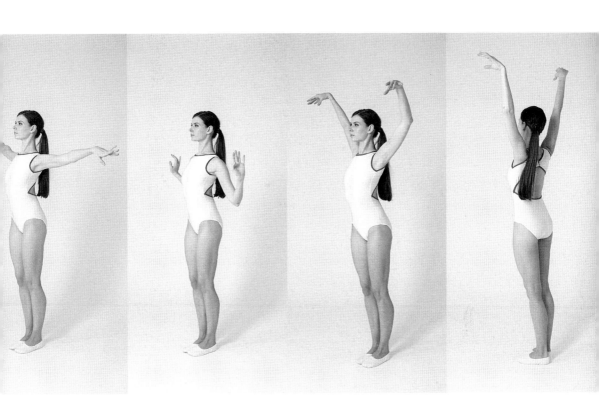

天鵝手高舉式

1　雙手舉高，抬到肩膀，成第二位置。掌心朝下。雙手再提高，超過肩膀，手肘提起，頭部拉長。雙手舉成 V 字型，掌心繼續朝下。

2　雙手提高時，感覺肌肉從指尖延伸出去，然後放下手肘，把手帶回第二位置。

3　雙手成第二位置，撐高，手肘和前臂提起，脖子繼續拉長，核心肌群用力。做四個八拍。

◆＋初學者做完這動作後，可做上半身的手臂伸展（同立姿伸展）。

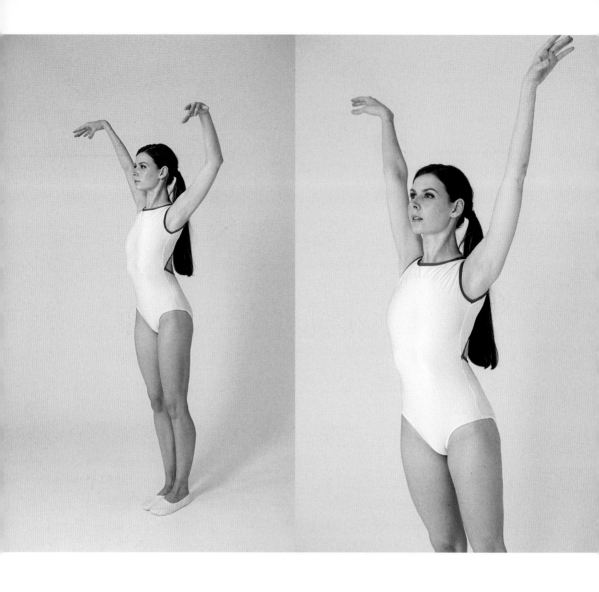

天鵝手的高舉擺動

1　手提高，成天鵝手的高舉式，手肘略彎，
　　上下震動，身體曲線往上拉提，從肩膀到
　　指尖，一路延展出去！

3　手肘微彎，然後伸直，延展整個手臂。做
　　四個八拍。

2　胸口擴開，脖子拉長，腹部收緊。

　　　　　　　　　　　　　　擁有芭蕾明星的修長身材和完美肌肉線條

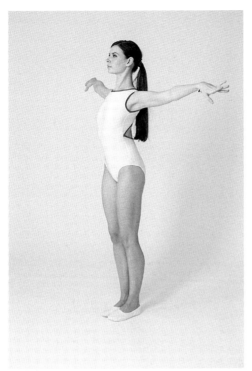 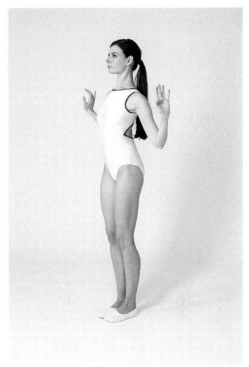

天鵝手側伸式

這是正統版天鵝手的變化式，雖然手臂和肩膀的動作不像正統版那麼多，但一樣很棒，可以徹底延展手臂的肌肉，也能提供我說的「運動狀態的休息」。這動作讓妳有機會喘息，伸展妳所鍛鍊的肌肉。

1　雙手往兩側延伸出去，成第二位置。

2　手肘彎曲，將手掌往內帶向肩膀的方向，脖子拉長，胸口擴開。

3　雙手再次往外延伸出去，成第二位置，關節盡量伸展。

4　重複彎曲和伸展手肘，別把肘關節過度繃直或鎖死，想像妳在把水推開。

5　胸口擴開，脖子拉長，腹部收緊，做四個八拍。

◆記住，這些動作不止是運動到妳的手臂，也能延展核心肌群，改善姿勢！所以，做這系列的動作時脖子要拉長，腹部要收緊。胸口往上提，雙手下推，想像自己擺出最優雅美麗的姿勢，讓這些動作來改變妳的體態。

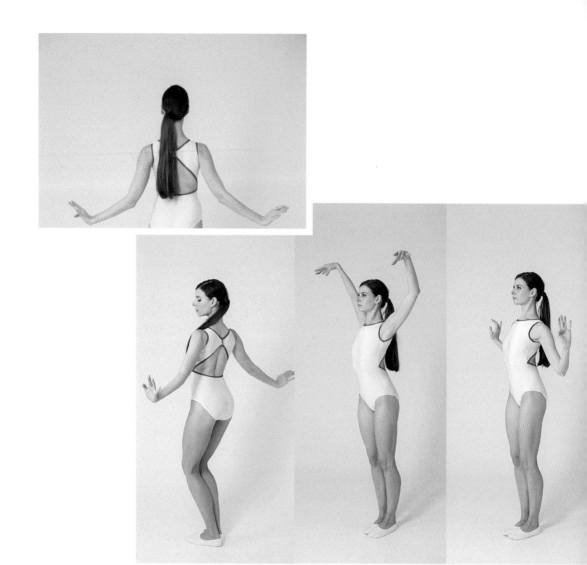

天鵝手側伸式（續前頁）

伸展：站立，雙手高舉成第五位置，肩膀下沉，脖子拉長。現在，把手換成第四位置，身體提起，側彎。從第四位置開始，把上臂微微往後延展，擴開胸口。將雙手帶回第一位置，換邊做。

雙手帶到第二位置，重複一組正統版的天鵝手，肘部跟著手臂放下或提起。做四個八拍。

◆＋初學者可在此做個伸展。

擁有芭蕾明星的修長身材和完美肌肉線條

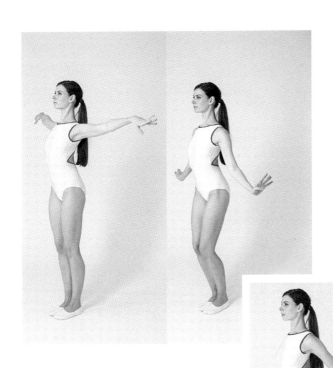

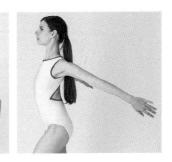

天鵝手後延式

1 雙手往兩肩平伸出去，成第二位置。

2 垂肘，將手放下，往後帶，放在臀部後方的位置。

3 現在雙手放在臀部底下，把手掌往後推，胸口擴開。

4 把手掌和手臂推到臀部和大腿的後方，延展手肘，兩隻手延伸到身體後方。

5 打開胸口，核心肌群收緊，手肘內縮，把肩膀繞回來。記得，往後推時手肘要伸展。

6 將手臂往上繞回來，成第二位置，抬起手肘，伸展手臂，然後垂肘，把手臂放到臀部後方，重複相同的動作。想像妳在水裡，將手放低，把它們推到妳的身體後面，擴胸，脖子拉長。做四個八拍。

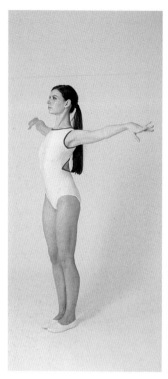 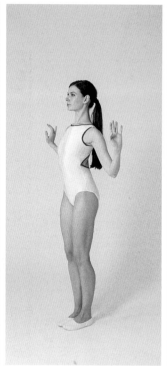 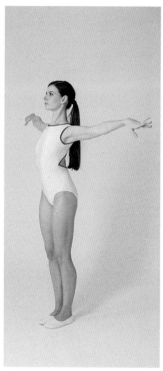

天鵝手的側伸式——重複做一次

雙手平肩，成第二位置，手肘內縮，將手臂
直接帶到身側，彎曲手肘後又打直。記得，
延展手臂時，別把肘關節過度繃直或鎖死。
胸口擴開，脖子拉長，收腹。做四個八拍。

伸展：重複 p143 的立姿伸展。

擁有芭蕾明星的修長身材和完美肌肉線條

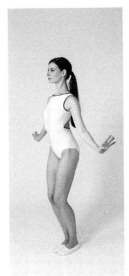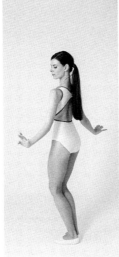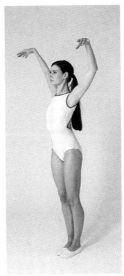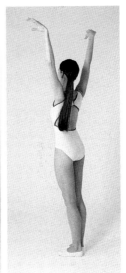

正統版的天鵝手——重複做一次

1　雙手平肩，成第二位置，放下，彎曲手肘，
　　胸口不要下沉。

2　放低手臂，抬起手肘，從肘處抬起手臂，
　　把手舉到肩膀的位置。

3　放下手後舉起手，核心肌群提起，擴胸。
　　做四個八拍。

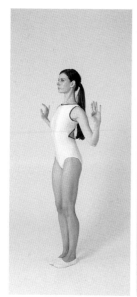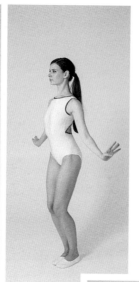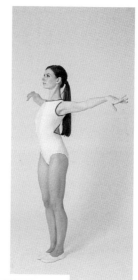

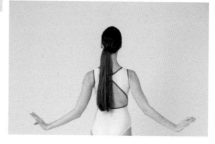

天鵝手的下沉式

這個動作跟「天鵝手的高舉式」一樣,只差這次的手臂要放在髖部以下。

我們會從正統版的天鵝手開始,手往兩側伸直,平肩,成第二位置。

1　肘部往身體側邊放低,掌心朝下,手臂朝大腿放低。

2　伸直手肘,同時把手往外延伸,繼續放

在髖部以下。想像妳穿著多層的薄紗蓬裙時,手會擱放的位置——手跟大腿就是這樣的距離。

3　從下沉的延展位置開始,把手臂提高,回到第二位置,然後彎曲手肘,放下手臂,重複剛剛的動作。

4　脖子拉長,胸口擴開,核心肌群收緊。做四個八拍。

　擁有芭蕾明星的修長身材和完美肌肉線條

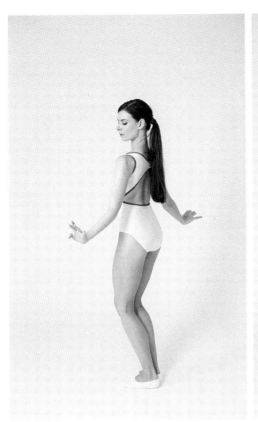
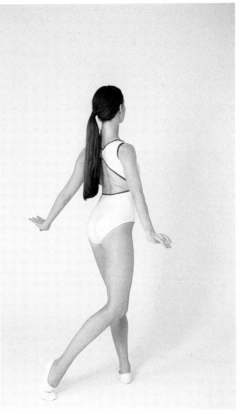

天鵝手下沉式，上下震動

1　雙手放在天鵝手下沉式的位置，擺出完美
　　的芭蕾姿勢。手臂往下壓，意念從手肘開
　　始，一路延伸到指尖！

2　這時不要把手臂帶回第二位置，而是讓手
　　肘微彎，雙手放低，手臂延伸出去，同樣

地，胸口擴開，從手肘處往外延展。收腹。
做四個八拍。

◆＋＋右腳尖往後點地，做個下蹲式（plié），
　　讓雙腿往下蹲低一點。

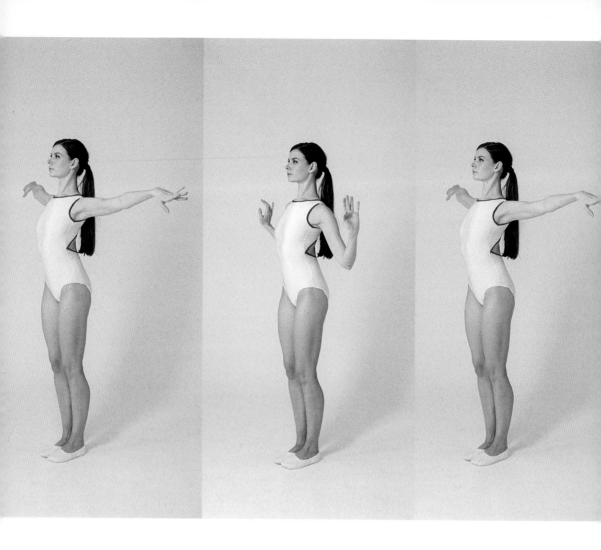

天鵝手的側伸式——重複做一次

雙手平舉到肩膀兩側，彎曲後伸直手肘，記
得別把肘關節過度繃直或鎖死。胸口擴開，
脖子拉長，收腹。最後一拍雙手要伸直。

做四個八拍。

伸展：重複 p143 的立姿伸展。

　　　　　　　　擁有芭蕾明星的修長身材和完美肌肉線條

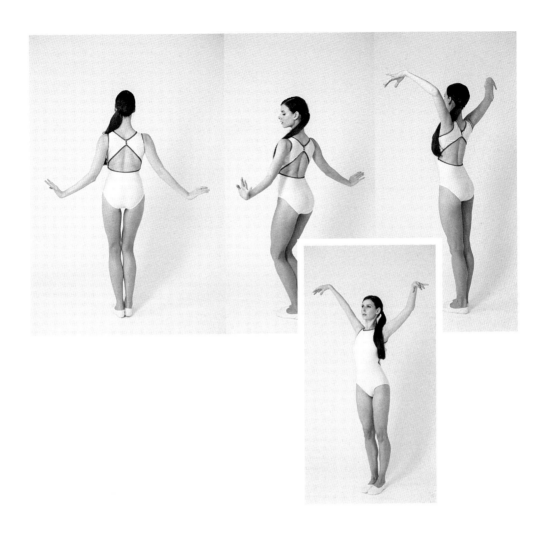

正統版的天鵝手——重複做一次

1　把雙手放低，成天鵝手的下沉式，彎曲手肘。

2　抬起手肘，將雙手舉到肩膀高度，手掌比手肘低。

3　降低手肘，放下手臂，同時擴胸。

4　提高手肘，把雙手舉到肩膀高度，成芭蕾手部的第二位置。再次垂肘，然後降手。

5　脖子拉長，收腹，脖子別用力，做四個八拍。

◆需要的話可在這裡做個伸展。

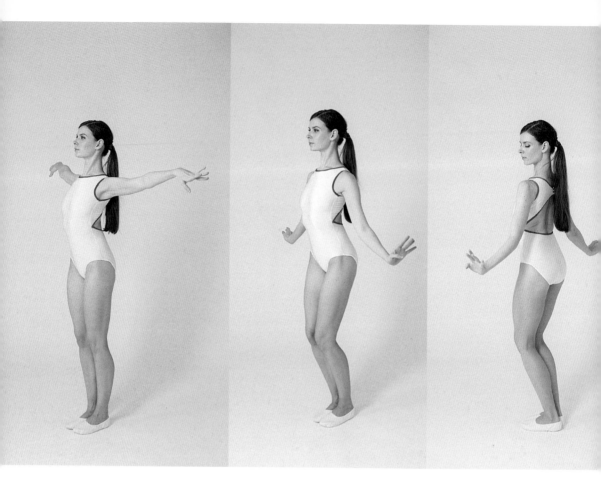

天鵝手的完成式，從下沉到高舉

1 先把雙手擺成第二位置，如同正統版的天鵝手。手肘降低，把手一路放到天鵝手的下沉式位置。

2 提肘，雙手高舉超過肩膀，成天鵝手的高舉式。

擁有芭蕾明星的修長身材和完美肌肉線條

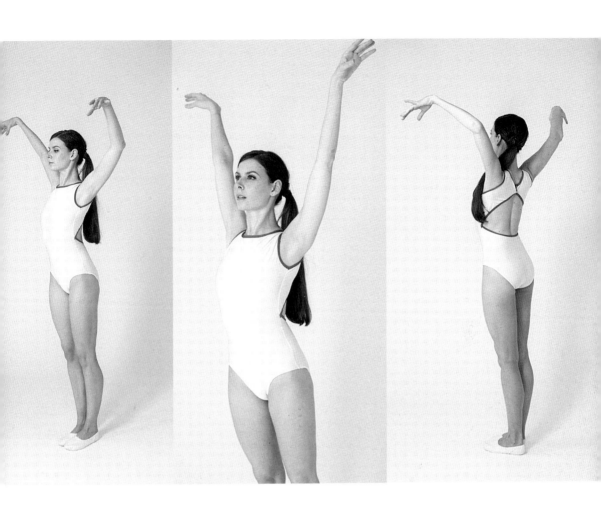

3　垂肘，將手放回天鵝手的下沉式，腹部
　　收緊，胸口擴開。想像妳在水中做這個動
　　作，或者雙手在一疊薄紗中移動，製造阻
　　力，讓手臂獲得更大的鍛鍊。

4　提肘，手舉到天鵝手的高舉式。做四個八
　　拍。

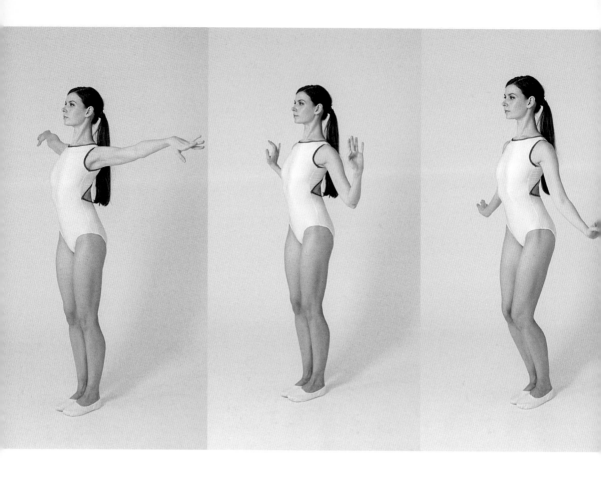

天鵝手的側伸式——重複做一次

雙手往兩側伸直。反覆彎曲手肘後伸直。別
把肘關節過度繃直或鎖死。想像妳在水中做
這個動作，胸口擴開，脖子拉長，腹部收緊。
最後一拍時把手伸直。做四個八拍。

伸展：重複 p143 的立姿手臂伸展動作。

擁有芭蕾明星的修長身材和完美肌肉線條

心肺系列的強效精華版

立姿系列提供的全身性運動源自芭蕾概念，深具挑戰性，而且效果驚人，此外，做起來還很有趣！經常有客戶告訴我，她們很愛這些動作，因為做起來很美。如果妳一個禮拜只有十五分鐘可以運動，就做這一組。要去海邊或出席特別活動之前，我最愛做這組運動。它能快速有效地雕塑身材，讓我變得更優雅！

腿部的立姿伸展

1 右腳彎曲，以右手抓住腳尖，將腳板拉向臀部方向，打開髖部的前面部位和大腿。收腹，或者撐住牆壁或椅子，以保持平衡。

2 換腳做。

3 現在把右腳往前伸直，身體朝著前腳下彎，成延伸式（tendu），膝蓋打直。上下震動，延展大腿後側和腿筋。起身，換腳。

手部的立姿伸展

1 站立，雙手高舉，成第五位置，肩膀下沉，脖子拉長。

2 把手變成第四位置，身體彎向側邊，延展上方那隻手。雙手定在第四位置，把上方那隻手的上臂微微往後傾，胸口擴開。

3 雙手放下，成第一位置，換邊做。

預備姿勢：雙手在身體前抱圓，成第一位置，雙腳成芭蕾腳部的第四位置（雙腿一前一後，距離約一呎寬，腳板外開）。

◆＋初學者的話，前腳的腳跟對齊後腳的腳背。＋＋若是進階級，就把前腳的腳跟對準後腳的腳趾，身體重量平均放在兩隻腳上。

核心肌群收緊，脖子拉長，手肘別下垂，記住美型芭蕾的原則，別逞強，量力而為。下蹲時膝蓋要在腳趾正上方。

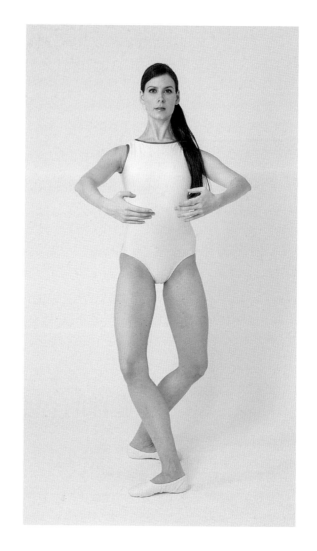

第四位置的半蹲式（demi-plié）

1　雙腳成第四位置，一腳在前，一腳在後，身體重心放在腹部，平均分散於兩隻腳。

2　做個半蹲式──膝蓋緩緩彎曲──膝蓋要在腳尖上方，腳跟不離地。

3　胸口擴開，脖子拉長，收腹。蹲下時胸口別跟著往下墜，整個上半身要挺出來。

4　在下蹲的位置上下震動。膝蓋一次比一次蹲得低，然後微微起身。大腿內側、腿筋和臀部應該會有感覺。做四個八拍。

　　　　　　　　　　　　擁有芭蕾明星的修長身材和完美肌肉線條

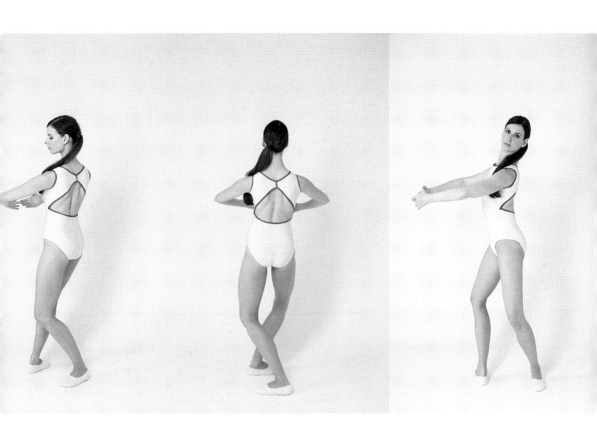

第四位置的下蹲伸展

1　先就半蹲式的位置，雙膝充分伸展，大腿
　　內側用力，繼續保持在第四位置。雙手成
　　手部的第一位置，在身體前方抱圓。

2　再次彎曲膝蓋，成下蹲式，如第四位置的
　　半蹲式，然後把整隻腳伸直，但腳板不離
　　地，身體的重量放在兩腳之間。這次把雙

手往上伸，平肩，成第二位置，伸展腿部
和膝蓋。

3　記住「量力而為」的原則，小心別過度
　　旋轉腳板，而且下蹲時膝蓋千萬別超過腳
　　趾，要放在腳趾正上方。記住，妳應該沒
　　辦法像我張得那麼開。

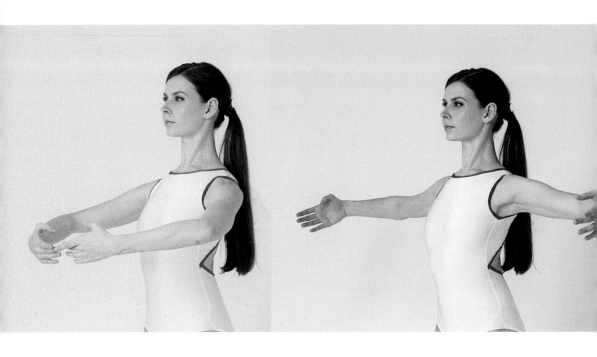

第四位置的下蹲伸展（續前頁）

4　雙腳伸直。每次起身時，膝蓋骨要挺起來，這次，雙手成第一位置。每次打直膝蓋，就把手從第一位置變成第二位置，下蹲時，雙手都保持在第一位置。

5　胸口擴開，腹部收緊。做四個八拍。

　　　　　　　　　　　擁有芭蕾明星的修長身材和完美肌肉線條

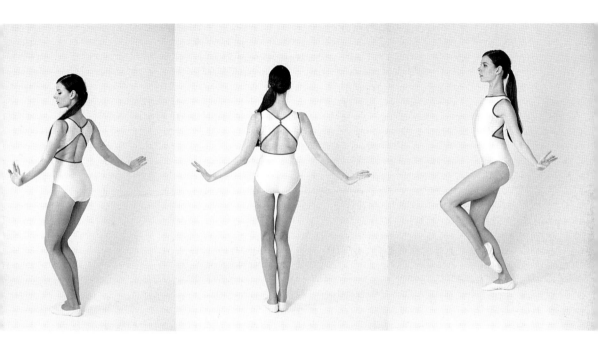

腳板平行的下蹲式，上下震動

1　雙腳合併成第六位置（想像妳的腳擺在第
　　一位置，也就是腳跟併攏，腳趾分開，接
　　著，把腳趾併攏，腳跟也併攏，雙腳成平
　　行）。

2　右腳微微離開地面，成切入式（Coupé），
　　支撐腳（亦即左腳）的膝蓋彎曲。

3　胸口擴開，雙手成天鵝手的下沉式，收
　　腹，脖子拉長。

4　在下蹲式的位置上下震動，核心肌群收
　　提。

◆＋如果是初學者，平衡有困難，可用牆壁
或椅子充當臨時扶手。另一個變通的動作做
起來比較穩：把切入的腳板放在地板。做四
個八拍。

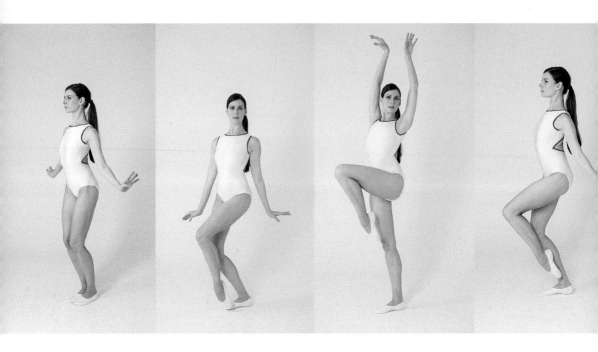

兩腳平行的吸腿上提式 (Passé Lift)

1　兩個腳板併攏，成第六位置（想像妳的腳在第一位置，也就是腳跟併攏，腳趾分開，接著，把腳趾併攏，腳跟也併攏，雙腳成平行）。

2　一腳微離地面，壓腳板，成切入位置，支撐腳彎曲。

3　胸口擴開，雙手成天鵝手的下沉式。

4　支撐腳伸直，把另一腳成吸腿式，同時雙手高舉過頭，手腕相對，掌心朝外，右腳的腳底從左腳的腳踝往上滑到膝蓋骨。膝蓋彎曲，然後完全伸直。

5　收腹，胸口擴開。意識放在核心肌群。做四個八拍。

6　換邊，重複 1 到 4。

伸展：立姿的腿部伸展。

　　　　　　　　　　擁有芭蕾明星的修長身材和完美肌肉線條

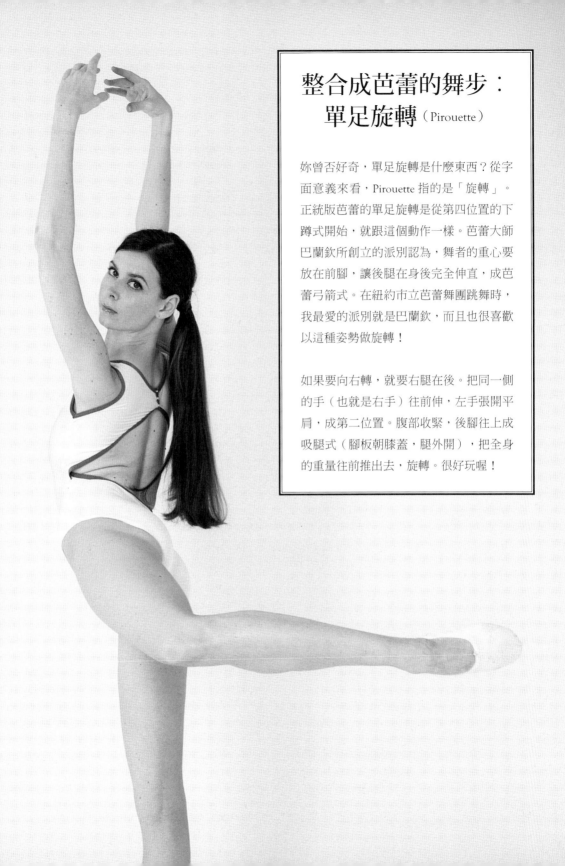

整合成芭蕾的舞步：
單足旋轉（Pirouette）

妳曾否好奇，單足旋轉是什麼東西？從字
面意義來看，Pirouette 指的是「旋轉」。
正統版芭蕾的單足旋轉是從第四位置的下
蹲式開始，就跟這個動作一樣。芭蕾大師
巴蘭欽所創立的派別認為，舞者的重心要
放在前腳，讓後腿在身後完全伸直，成芭
蕾弓箭式。在紐約市立芭蕾舞團跳舞時，
我最愛的派別就是巴蘭欽，而且也很喜歡
以這種姿勢做旋轉！

如果要向右轉，就要右腿在後。把同一側
的手（也就是右手）往前伸，左手張開平
肩，成第二位置。腹部收緊，後腳往上成
吸腿式（腳板朝膝蓋，腿外開），把全身
的重量往前推出去，旋轉。很好玩喔！

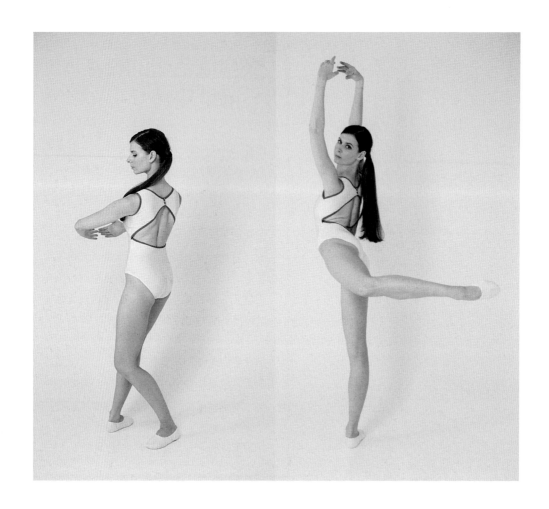

上提鶴立式

如果妳曾觀賞過芭蕾版本的〈睡美人〉，就會知道芭蕾舞步中的鶴立式有多經典、多美！在睡美人奧蘿拉公主那段著名的雙人舞，追求者在宮廷中陪她散步時，她踮起腳尖，以鶴立式做平衡，彷彿能穩穩地站上一輩子。這一幕好美，但也讓人緊張屏息，因為這種平衡和完美的姿勢是非常高難度的動作。若是合格的鶴立式，支撐腳的膝蓋要非

常直，抬起後腳，成鶴立式時，後腳的膝蓋必須彎成九十度，上半身保持放鬆。

1 先從腳部第四位置的下蹲式開始，雙手成第一位置。膝蓋要在腳趾上方，胸口擴開。後腳抬高，從下蹲式變成鶴立式——後腳延伸出去，但後膝要彎曲。

擁有芭蕾明星的修長身材和完美肌肉線條

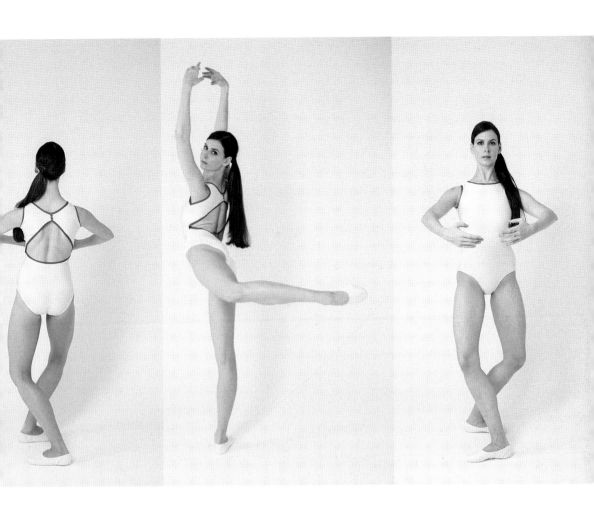

2 收腹，雙手抬高成第五位置（在頭上方抱圓），後腿抬高，支撐腳伸直。記得提起身體時腹部要用力，這樣才不會弓背。

3 把後腳放下，成第四位置，小心，別讓胸口一起往下墜。雙手放低，成第一位置，在前方抱圓，重心放在前腳。

4 再次提高，做四個八拍。

◆＋初學者在這裡做個腿部的立姿伸展，而且上述動作只要做兩個或三個八拍。

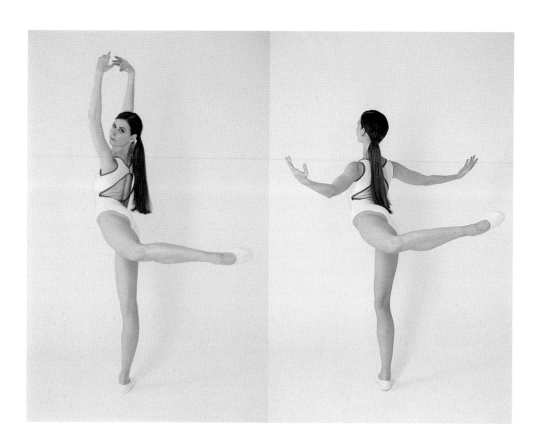

下蹲鶴立式的上下震動

1 從上提鶴立式的位置開始，也就是後腳抬高，膝蓋彎曲。前膝彎曲，雙手往兩側張開，成第二位置。

2 胸口擴開，收腹。

3 成下蹲式，微微上下震動，上半身保持放鬆。後腿伸直，提高。做四個八拍。

伸展：腿部的立姿伸展。

換腳，把剛剛的動作重複做一次，包括：腳板平行的下蹲式上下震動、兩腳平行的吸腿上提式、上提鶴立式，以及下蹲鶴立式的上下震動。

擁有芭蕾明星的修長身材和完美肌肉線條

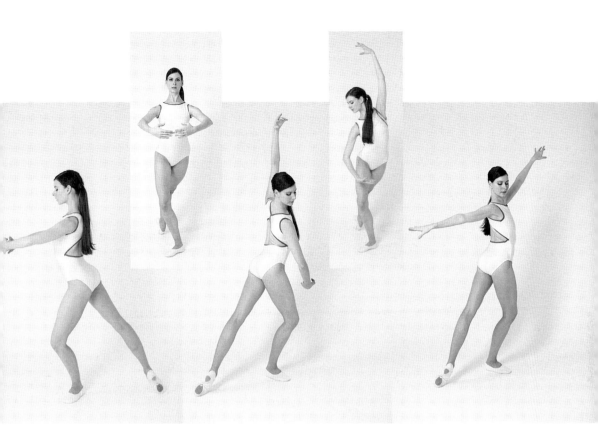

站立的腹部運動

這組站立的運動可以鍛鍊到腹部和斜肌，利用優雅的手部動作來雕塑纖腰，同時提高妳的平衡感。

1 先把腳擺成第四位置。膝蓋彎曲成下蹲式，右腳往後伸直，成迎風展翅延伸式。重心放在前腳。妳可以把後腿舉離地面，試試看穩不穩。如果上半身往前移動，代表妳把重心錯擺在後腳。調整過來。

2 舉起左手（跟往後伸直那隻腿相反的手），成第四位置，收腹。

3 把重心放在前腳，軀體往前傾，利用雙手把整個身體往上提。

4 雙手延展提高，平肩，成第二位置，同時伸直前腿。將延伸下蹲式的彎曲膝蓋打直，成一般的延伸式——這動作對臀部和腿部也有很棒的鍛鍊效果！

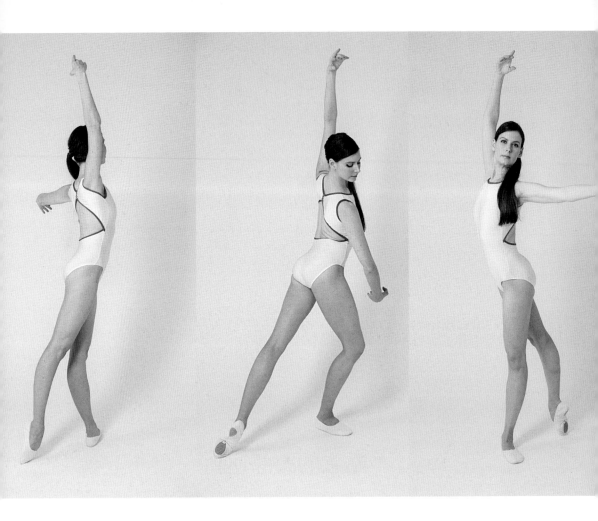

站立的腹部運動（續前頁）

5　深吸一口氣，把手變成第四位置，身體往
　　右傾，前膝彎曲成下蹲式。再次收腹，重
　　心放在前腳，上半身往前傾。再次把支撐
　　腳打直，同時雙手變成第二位置。

6　整個過程都要收腹，支撐腳要確實彎曲和
　　打直，上半身的中心部位和側邊都要有用
　　力的感覺。做四個八拍。

　　　　　　　　　　　擁有芭蕾明星的修長身材和完美肌肉線條

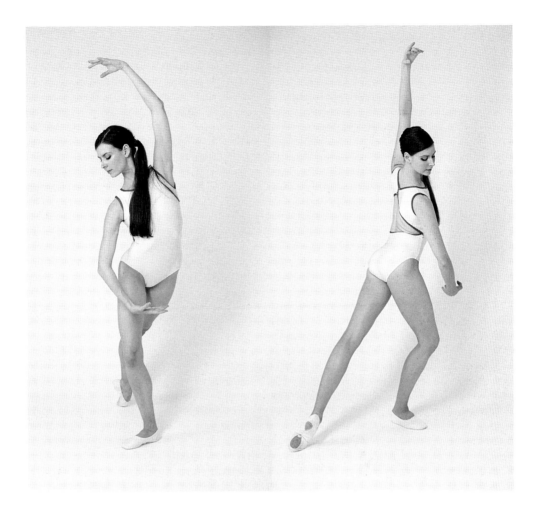

站立的腹部運動，上下震動

1 先擺出站立的腹部運動中的延展位置，膝 蓋成半蹲式，雙手成第四位置。

2 收腹，雙手朝旁邊上下震動，上半身往側 邊彎曲，雙腳成弓箭式。做四個八拍。

3 換邊做。

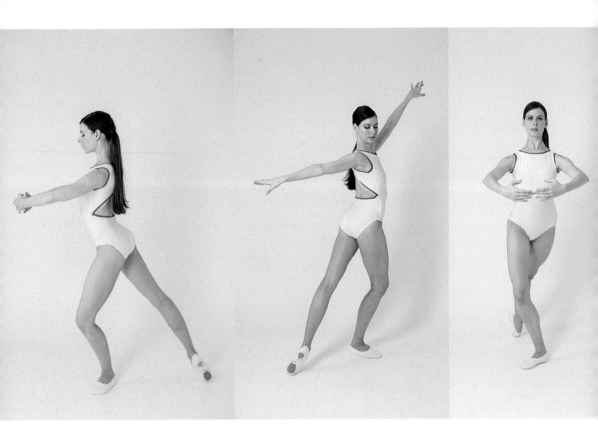

站立的腹部運動，扭轉式

1　先擺出立姿腹部運動的起始姿勢：腳成第
　　四位置，雙膝彎曲，成下蹲式，右腿往後
　　伸直，成迎風展翅延伸式。

2　胸口擴開，收腹，雙手成第一位置。

3　收腹，側轉，把上半身朝向前膝扭轉。

4　扭轉時雙腿和髖部都不能動，雙手延展，
　　成第四迎風展翅式。這時雙手要打直，扭
　　轉上半身時核心肌群和腹部要收緊用力。

5　雙手回到第一位置，軀幹轉回正面，回到
　　起始位置，雙腳不動。做四個八拍。

　　　　　　　　　　　　擁有芭蕾明星的修長身材和完美肌肉線條

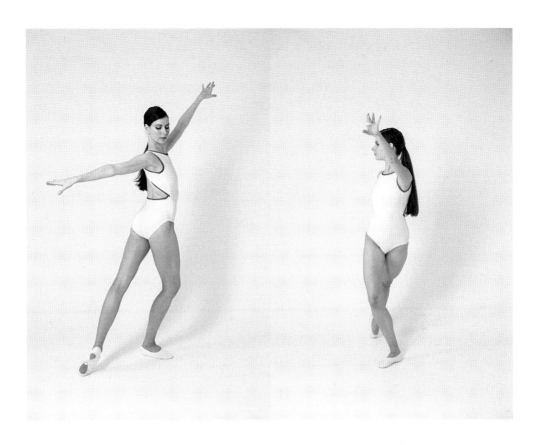

弓箭式腹部扭轉，上下震動

1　擺出立姿腹部扭轉的第二個延伸姿勢。

2　收腹，在扭轉的位置上下震動，肩膀放
　　鬆，膝蓋對準腳趾。這時妳可以感覺到核
　　心肌群和側腹是用力的。做四個八拍。

換邊，把剛剛那幾個動作做一次，包括：站
立的腹部運動、站立的腹部運動，上下震動、
站立的腹部運動，扭轉式，以及弓箭式腹部
扭轉，上下震動。

伸展：手部與腿部的立姿伸展。

心肺系列：下蹲式運動

下蹲式是芭蕾中最基本的姿勢，許多轉身、跳躍或迴旋等舞步都是從這個位置開始，遑論它是每天芭蕾課中就著扶手的第一個暖身動作。這個動作對於腿部、臀部和腹部有很不可思議的訓練效果。

下蹲式讓妳能跟地板緊密連結，運動到很多的肌肉。許多困難的舞步和動作都是從下蹲式開始。初學者一開始會把這動作做得很拙，所以要給自己一些時間去練習。兩個禮拜後，妳就能輕鬆地做出這個源於芭蕾的優雅動作！

如果妳剛剛做完強效精華版的某一組運動，也剛伸展完，那就可以跳過這部分的伸展。如果妳才剛要做運動，還沒暖身，那麼在進入這系列的預備姿勢之前，請先做做手部和腳部的立姿伸展。

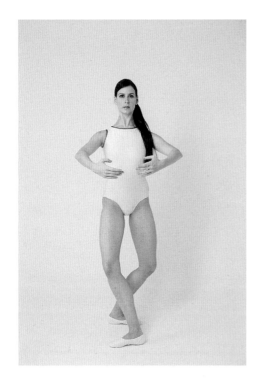
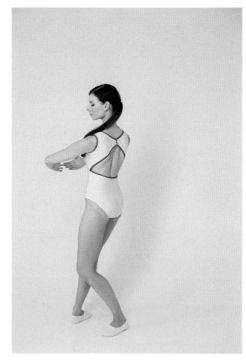

預備姿勢：雙腳成第四位置，重心平均分散在兩腳，手成第一位置，膝蓋對準腳趾，胸口擴開。

　擁有芭蕾明星的修長身材和完美肌肉線條

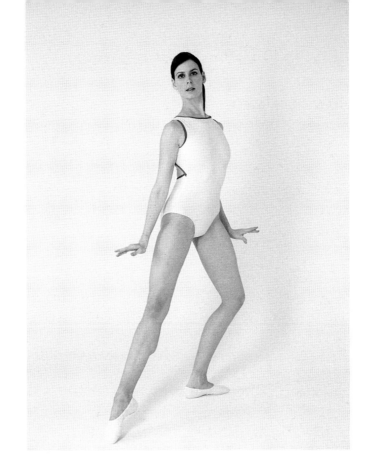

側邊的延伸下蹲式

1 擺出第四位置的下蹲式，單腳畫圈（Rond de jambe），將後腿挪成第二位置，同時膝蓋打直，在側邊成延伸式。支撐腳仍微彎，做出半蹲式，右腿往側邊延伸，成第二位置。雙手則是天鵝手的下沉式。

2 胸口擴開，收腹。

3 支撐腳再多彎曲一些，延伸出去的那隻腳再滑出去一點。支撐腳的膝蓋打直，然後彎曲，成下蹲式。整個過程右膝一直都是

伸直，成延伸式。

4 支撐腳的膝蓋要在左腳趾的上方，胸口擴開，手肘提高，腹部收緊。

5 以延伸的下蹲式上下震動。做四個八拍。

◆＋如果妳是初學者，就扶住椅子或牆壁來平衡，另外，別忘了花點時間做伸展！

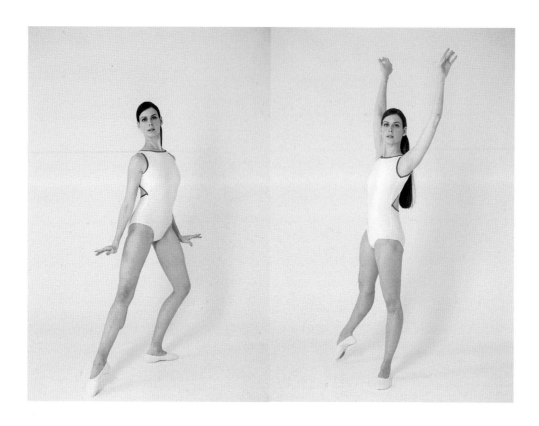

膝蓋打直的延伸下蹲式

1 身體下沉，成延伸下蹲式，如同側邊的延伸下蹲式，但雙手放在天鵝手的下沉式位置。

2 把支撐腳的膝蓋打直，收腹，雙膝撐提。雙手舉高，成天鵝手的高舉式，這時支撐腳的膝蓋要伸直，脖子拉長。

3 支撐腳再次彎曲，成下蹲式，雙手回到天鵝手的下沉式，支撐腳再次伸直，手放低，成第二位置。

4 腹部、臀部和大腿內側都要收緊。彎曲膝蓋成半蹲式時，要留意上半身，別跟著垮下來。視線看前方，別看地上。做四個八拍。

擁有芭蕾明星的修長身材和完美肌肉線條

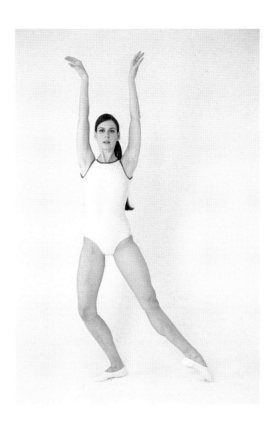

延伸下蹲式，定住不動

1　擺出「膝蓋打直的延伸下蹲式」的預備位置，就是側邊延伸的下蹲式加上天鵝手高舉式。

2　檢查妳的姿勢：支撐腳的膝蓋要在腳趾上方，收腹，胸口擴開，雙手往兩側伸直。

3　做出下蹲式，定住不動。做四個八拍。

伸展：腿部的立姿伸展。

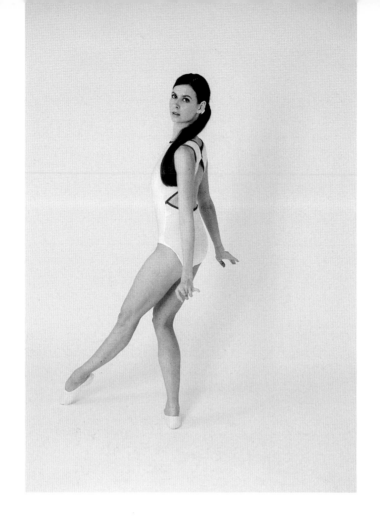

前側延伸下蹲式

1 利用單腳畫圈（Rond de jambe）的芭蕾動作把側伸的腳變成往前延伸，雙手放低，置於身體兩側，

2 支撐腳的膝蓋彎曲成下蹲式，接著再蹲低一些。前腳往前方延伸出去，成前側延伸式，雙手成天鵝手後延式的位置。

3 支撐腳的膝蓋再蹲低一點，沿著地板把伸長的腳往外滑出去。支撐腳的膝蓋打直，微微上提，然後下彎成下蹲式。整個過程活動腳的膝蓋一直都是打直的，成延伸式。

4 記得，支撐腳的膝蓋一定要在腳趾上方。胸口擴開，手肘提起，核心肌群收緊。

5 擺出下蹲式，上下震動，做四個八拍。

擁有芭蕾明星的修長身材和完美肌肉線條

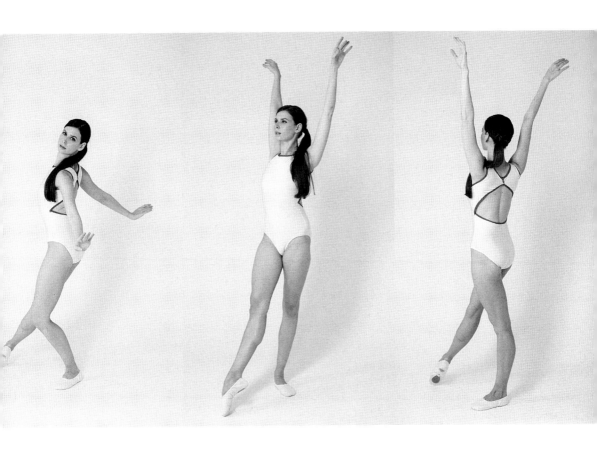

前側延伸下蹲式，膝蓋打直

1　先擺出前側延伸下蹲式的預備姿勢。雙手成天鵝手後延式的位置，支撐腳的膝蓋彎曲成半蹲式，腳跟貼地板，伸直支撐腳，雙手高舉，成天鵝手高舉式時，膝蓋撐提，前腳繼續保持前側延伸的姿勢。

2　支撐腳彎曲，再做一次下蹲式，胸口擴開，收腹，雙手放低，成天鵝手後延式。做四個八拍。

3　身體再次挺直，雙手抬高，成天鵝手高舉式。

4　重複。記得腹部、臀部和大腿內側要收緊。小心，下蹲時上半身別跟著垮掉。做四個八拍。

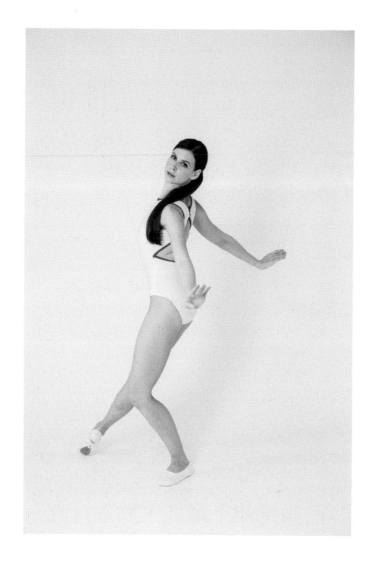

前側延伸下蹲式，定住不動

1　身體往前延伸，下蹲，成「前側延伸下蹲式，膝蓋打直」，雙手成天鵝手下沉式的位置。

2　檢查姿勢：收腹，胸口擴開，支撐腳的膝蓋要在腳趾上方。

3　定住不動。做四個八拍。

伸展：腿部的立姿伸展。

　　　　　　　　　　擁有芭蕾明星的修長身材和完美肌肉線條

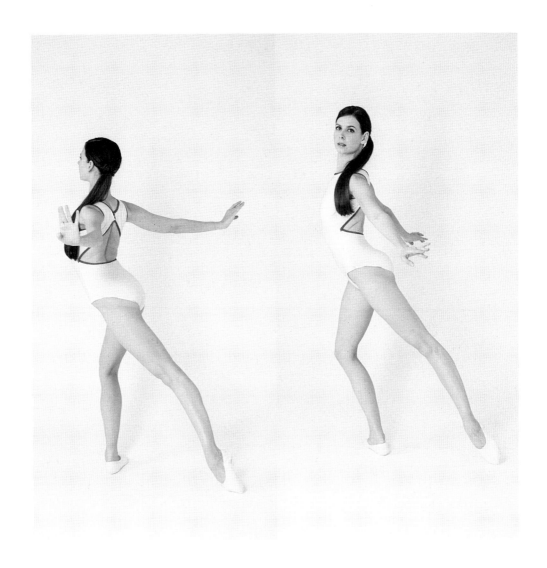

迎風展翅延伸下蹲式

1　利用單腳畫圈（Rond de jambe）的芭蕾
　　動作把前伸的右腳往後劃到身體後方，從
　　髖部帶動腳。想像妳的腳趾在地板畫個半
　　圓，記得，移動時別發出聲音，意念放在
　　髖部，感覺從髖部帶動腳。手擺成天鵝手

後延式的位置——置於身體兩側，放在髖
部的後方。收腹，胸口擴開。別弓背。

2　以迎風展翅下蹲式上下震動。做四個八
　　拍。

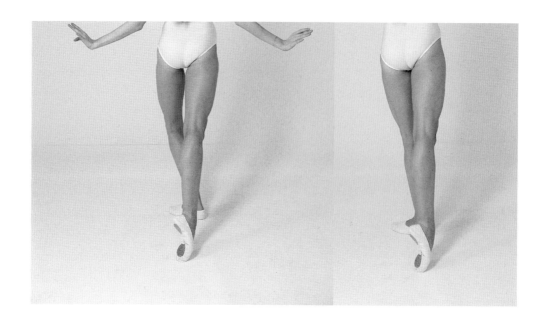

迎風展翅延伸下蹲式，膝蓋打直

1 先擺出迎風展翅延伸下蹲式的預備姿勢，
雙手成天鵝手後仰式。從半蹲式變成支撐
腳的膝蓋打直，同時提起雙手，成第二位
置。

2 再次彎曲支撐腳，成半蹲式，雙手放低，
後腳延伸，成迎風展翅延伸式。雙手抬
高，回到第二位置，收腹，胸口擴開，伸
直支撐腳。做四個八拍。

迎風展翅延伸下蹲式，定住不動

1 回到迎風展翅延伸下蹲式，雙手成天鵝手
後仰式的位置。檢查姿勢——支撐腳的膝
蓋在腳趾上方，收腹，胸口擴開。

2 停在半蹲式，做四個八拍。

伸展：手部和腿部的立姿伸展。

換邊，把下蹲式的九個動作重複做一遍。

擁有芭蕾明星的修長身材和完美肌肉線條

迎風展翅式的運動

迎風展翅式是芭蕾當中最經典的姿勢之一！而且能充分鍛鍊到妳的腿、臀部、背部、核心肌群和上半身，使這些部位緊實勻稱。我們先站著把手部和腿部快速伸展一下。

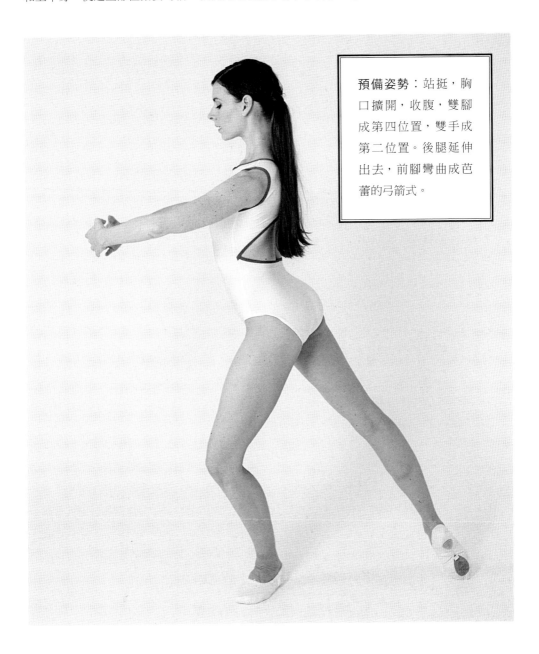

預備姿勢：站挺，胸口擴開，收腹，雙腳成第四位置，雙手成第二位置。後腿延伸出去，前腳彎曲成芭蕾的弓箭式。

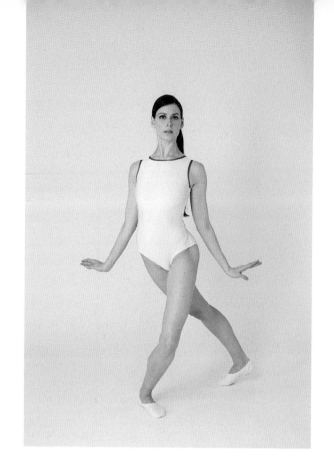

以腳部第四位置的下蹲式上下震動來暖身

1　先把腳成第四位置，做出芭蕾的弓箭式，
　　雙手放低，手肘微彎，成天鵝手的下沉
　　式。

2　前腳彎曲，成半蹲式，記得，膝蓋要在腳
　　趾上方，後腿打直。後腳的腳趾著地，腳
　　跟微提。

3　胸口擴開，脖子拉長，收腹。

4　以下蹲式微微上下震動，膝蓋蹲低一點，

然後伸直。支撐腳下蹲時，後腳跟要貼在
地板。做四個八拍。

◆＋初學者可以撐住牆壁或椅子來增加穩定
度，或者廚房的流理臺也派得上用場！兩次
動作之間做個伸展，可以讓妳的肌肉有機會
修復。記住，一開始重複的次數不用太多，
做了一段時間後再慢慢增加次數，提高難度。

伸展：上半身和腿部的立姿伸展。

　　　　　　　　　　　　　　擁有芭蕾明星的修長身材和完美肌肉線條

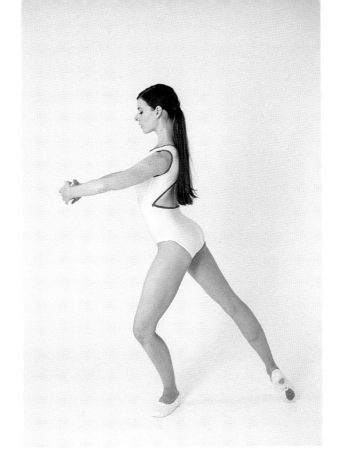

延伸迎風展翅式＋下蹲式的上下震動

1　擺出「以第四位置的下蹲式上下震動來暖身」的預備姿勢，前腳彎曲成弓箭式，另一腳往後，這次腳尖擺成往後延伸式。重心放在前腳。

2　雙手成第一位置，收腹。胸口擴開，手肘抬高。

3　前膝再彎一些，蹲得更低。

4　胸口擴開，挺起，做下蹲式時胸部別跟著垮下——這個動作能改善姿勢，對背部很有幫助！

5　做下蹲式，上下震動。妳可以感覺到支撐腳、臀部和核心肌群用力。做四個八拍。

◆＋初學者可以做兩個八拍，然後做腿部的立姿伸展，接著再做兩個八拍。

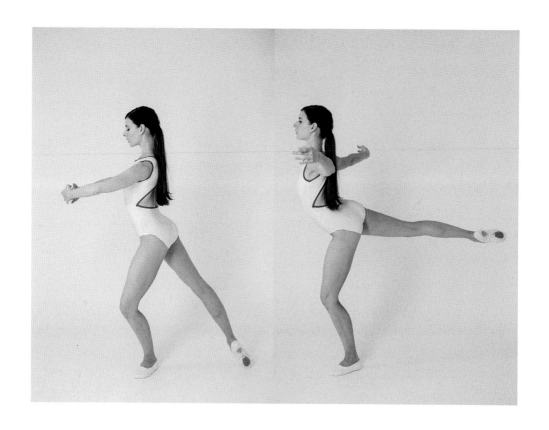

延伸迎風展翅式，後腿提高

1 擺出「延伸迎風展翅式＋下蹲式的上下震
   動」的預備姿勢，前膝彎曲，後膝成延伸
   式。雙手在第一位置，胸口擴開，收腹。

2 後腿離地，提高，成迎風展翅式，支撐腳
   的膝蓋彎曲，雙手舉成第二位置。

3 後膝打直，腹部收緊，別弓背。

4 後方的工作腳放回地板（繼續壓腳尖），
   前膝保持彎曲。小心，膝蓋彎曲時別讓胸
   口跟著往下掉。上半身要很挺，雙手回到

第一位置。

5 再次把身體提起，成迎風展翅式，雙手成
   第二位置，支撐腳的膝蓋彎曲。做四個八
   拍。

◆可用椅子或牆壁充當臨時的芭蕾扶手，所
以需要的話儘管用它們當輔助。還有，別擔
心做迎風展翅式時，後腿抬得不夠高。後膝
要打直，腹部收緊。假以時日，妳的腿很快
就能抬得更高。

擁有芭蕾明星的修長身材和完美肌肉線條

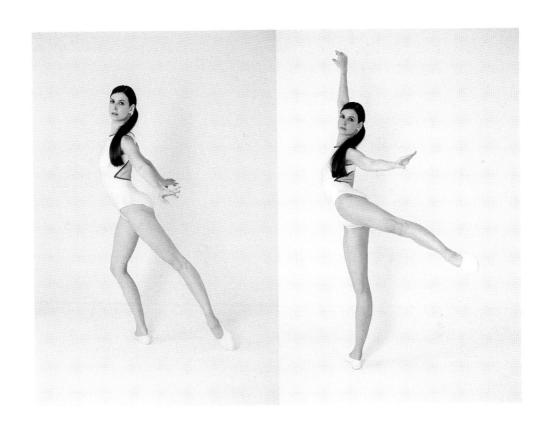

延伸迎風展翅式，前腿打直＋後腿提高

這個運動真的能鍛鍊到妳的腿部、背部和臀部！

1　這個動作的預備姿勢有點不一樣。先把雙手成天鵝手的下沉式，後腿延伸，腳尖放在地上，成延伸迎風展翅式，前面的支撐腳略彎，成半蹲式。

2　收腹，大腿內側提起。

3　上半身放鬆，雙手成第一迎風展翅式。

4　現在，把後腿離地，收腹，前膝打直，小心，伸展前膝時別弓背。

5　雙手略低，同時把後腿放回地板，成延伸式，然後再次抬起。整個過程雙膝要打直。做四個八拍。

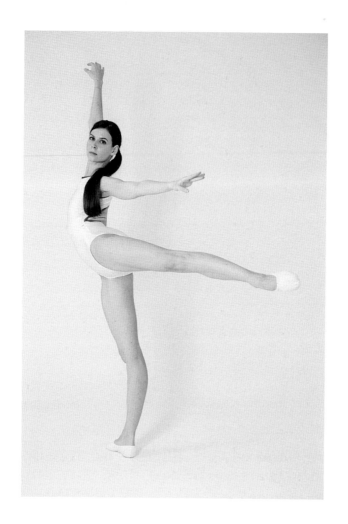

飛揚的迎風展翅式，兩腿打直＋後腿提高

1　擺出「延伸迎風展翅式，前腿打直」的預備姿勢，也就是延伸迎風展翅式，後腿離地，往上高舉（前膝打直）。收腹，抬腿時別弓背。

2　雙膝打直，雙手成第四位置，收腹，胸口擴開。

3　後腿再抬高一點。然後稍微放低，整個過程都要停在半空。做四個八拍。

◆記住，一開始後腿毋需抬得很高。我寧可妳把後腿放低一些，但抬腿成迎風展翅後延式時，核心肌群和腹部能收緊用力。日後體力更好，柔軟度更佳時，妳自然就能把後腿抬得更高。

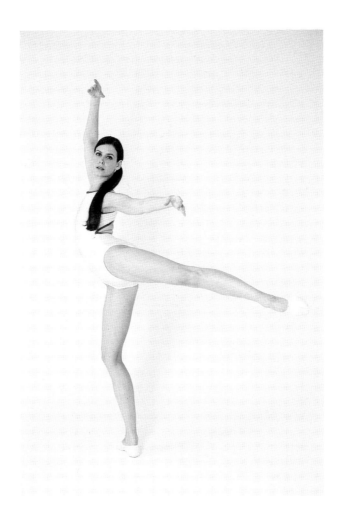

迎風展翅式，後腿提高＋下蹲式

1 先擺出「飛揚的迎風展翅式，兩腿打直
　＋後腿提高」的預備姿勢，後腿抬成迎風
　展翅式，然後支撐腳的膝蓋彎曲，成下蹲
　式。一手放到旁邊（與抬高那條腿同側的
　手），另一手高舉過頭，成第三位置（支
　撐腳那側的手在頭上略彎，工作腿那側的
　手往旁邊伸，同肩高）。

2 後膝打直，成迎風展翅式，收腹，胸口擴
　開。

3 支撐腳的膝蓋彎曲多一點，做出下蹲式，
　上下震動，後腿繼續延伸出去，雙手張
　開，如同步驟 1。做四個八拍。

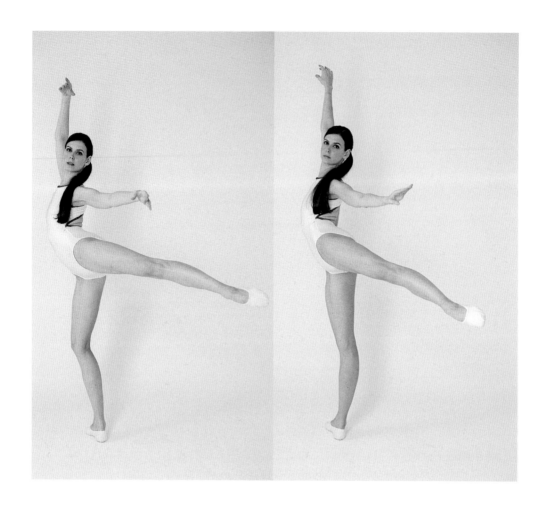

迎風展翅式，後腿提高＋下蹲式延伸

這是「飛揚的迎風展翅式，兩腿打直＋後腿提高」及「迎風展翅式，後腿提高＋下蹲式」的變化式。這個動作可以更加鍛鍊到腿的後側和大腿內側。

1　先就「迎風展翅式，後腿提高＋下蹲式」的位置，雙手成第三位置。

2　收腹，支撐腳的膝蓋成「飛揚的迎風展翅式」的位置，雙膝打直，後腿高舉到半空。記住，活動腿要往後伸得很直，收腹，核心肌群用力，以保護妳的背部。

3　雙手伸直，成第一迎風展翅式，收腹，伸展支撐腳的膝蓋。

　　　　　　　　　　　擁有芭蕾明星的修長身材和完美肌肉線條

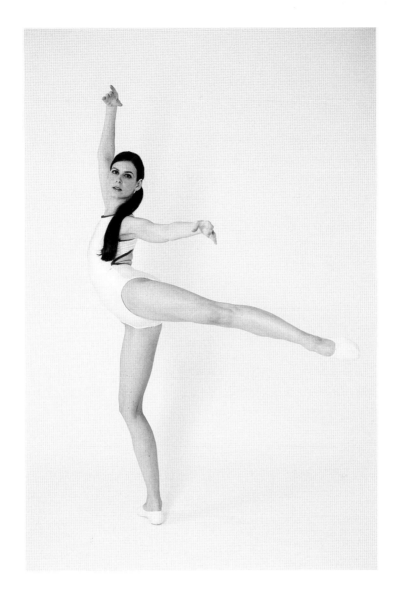

4　支撐腳的膝蓋彎曲，成下蹲式。上面的手
　　放下，成第三位置，另一手從側邊伸展出
　　去，同肩高，成第二位置，支撐腳打直，
　　後腿繼續保持迎風展翅式。別弓背，胸口
　　也別垮下。

5　重複做一次。做四個八拍。

伸展：腿部與手部的立姿伸展。

如果時間充裕，跟著我一起在墊子上做個髖
關節伸展和大腿內側的伸展。

換邊，把迎風展翅式的所有運動重複做一次，
但第一式不用做。

這幾組十五分鐘的強效精華版可以任妳隨意享受——妳可以把每一組結合起來做，也可用正統版的運動來取代某幾組。要每組單獨做，或者一起做都行。

若時間充裕，就把四組強效精華版全做完，這樣一來，就能感受到全身性運動的神奇效果。如果只有三十分鐘的時間，就考慮下列的組合：

‧心肺系列＋天鵝手：除了全身性運動，還加上手部運動。
‧天鵝手＋下蹲式系列，或者天鵝手＋迎風展翅式系列：這種組合特別加強的是手部與腿部。
‧下蹲式系列＋迎風展翅式系列：對於腿部和臀部有很好的鍛鍊效果，而且可以提升心肺功能。

如果妳要感謝自己做了這麼棒的運動，記得結束前給自己來個答禮式（參見前一章的尾聲）。
這個動作也是很好的伸展，用來當成運動的收尾，更是有趣！

永遠記得，伸展和喝水很重要，同樣重要地——要開心地做，享受它帶給妳的神奇成效！

　　　　　　　　　擁有芭蕾明星的修長身材和完美肌肉線條

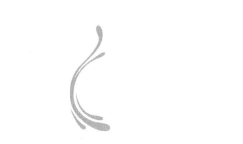

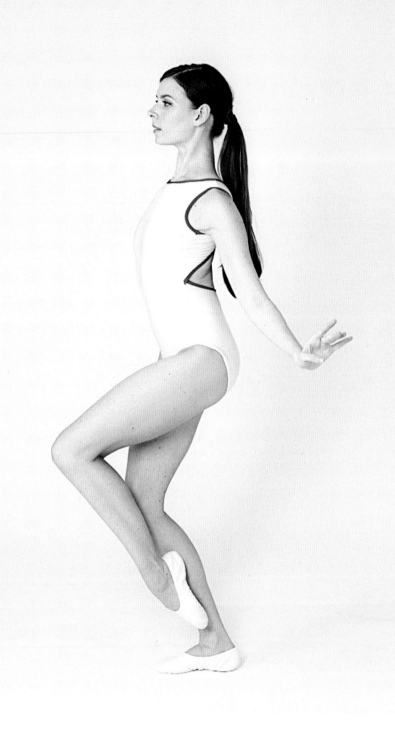

第 3 部

美型芭蕾

的

生活方式

The Ballet Beautiful Lifestyle

任何飲食計畫成功的祕密
在於滿足感，而非剝奪感

7

節食根本是
浪費時間

　　曾有朋友告訴我,「我用來計較卡路里的時間都足以拿來學日文!」她說得對。我們好多人都快被卡路里搞瘋了,成天不是擔心這食物,就是害怕那食物。我敢打賭,妳們都跟我一樣心知肚明,執著於卡路里和節食的生活很悲慘,而且反而會變胖。食物是生活必需品,是大家應該學著擁抱和享受的東西!而且就跟運動一樣,若能獲得均衡的營養,身體就能更健康,更滋養,而且還能讓妳看起來更明亮動人,自我感覺更良好。

　　妳或許聽過芭蕾舞伶的瘋狂節食法——葡萄柚、香菸和咖啡——不過,在這本書裡,妳絕對找不到這種不健康的極端飲食!無論妳是職業的芭蕾舞伶,或者是個媽媽、商場女強人、藝術家,甚或是個學生,若想有出色表現,都必須餵養妳的身體和頭腦,讓它們獲得滋養!

　　芭蕾的世界就像一般世界,女孩們年紀輕輕時就學起同儕,限制飲食。她們承受來自同儕的壓力,想維持某種體型,因此不自覺地形成一套自我否定的惡性循環,大量吃下不對的食物,卻把該吃的食物視為禁忌,以為這些健康食物無法滿足她們對身材的要求。我還記得剛上紐約市立芭蕾舞團的官方學校「美國芭蕾舞校」,發現所有女同學都以撒上彩色糖粒的霜凍優格當午餐時,我有多震驚(那時是九〇年代!霜凍優格紅得不得了)。我試過一次,結果餓得頭昏眼花,幾乎沒力氣參與下午的芭蕾變

奏課和學業課程。沒有我慣常攝取的蛋白質、纖維和五穀類，我的身體無法運作，各方面都表現得很差。我趕緊重拾原本的飲食習慣，以外帶的全穀類火雞肉三明治和新鮮水果當午餐。

這章要談的就是重尋妳與飲食的自然關係——對，妳與飲食確實存在這樣的關係！美型芭蕾的生活方式絕對是「反節食」的，而且我堅信我的這套方法之所以管用，正是因為不節食！妳可以從我這裡找到安全、簡單且容易上手的方式，幫助自己停止以食物當工具來傷害自己，或者無聊時利用食物來打發時間。

正如凱薩琳所言，「我從美型芭蕾中學到一件重要的事：沒有什麼非得這樣或那樣不可。美型芭蕾幫助我避免採用極端的節食法。我想，很多人都在節食法中載浮載沉。我學到以簡單卻能長久的方式讓我的外表變得更迷人，也讓我的自我感覺更良好。總之，美型芭蕾徹底改變了我的人生！」

至於珍娜，她對食物和營養的看法有了更細微的改變。「我原本就吃得頗健康，但現在，我會更留意。我不會過度在意，但會去留意。比方說吃下起司漢堡之前我會三思，而且一整天都會選擇比較健康的東西當零食，如堅果和水果。」

「節食」這個詞對我們很多人來說具有負面意涵，讓人想起過往的失敗、憤怒和厭惡感。光想到這個詞，我就煩躁消沉，因為節食給我的感覺就是這樣——被剝奪的感覺、滿腦子食物、心情不悅！美型芭蕾是一種生活方式，不是一種節食法。而這章所提供的資訊就是要幫助妳達成一種毋需剝奪食物的健康飲食法，這樣的飲食法正好可以跟美型芭蕾的其他部分相輔相成。妳可以改變妳對食物的看法，學著相信自己大都能做出健康的飲食選擇，重新恢復妳與食物的自然關係！

五個美型芭蕾的飲食原則

我很感恩自己已了解節食這種事不僅不需要，而且對健康和減重還有反效果。許多節食減重法最後註定失敗——就連最受歡迎的方法也不例外——因為走極端，所以讓人無法持續下去。體重計上的指針如雲霄飛車般上上下下，絕非好事，不僅會傷害妳的心情和自尊感，也會影響整體的健康。我有過那種經驗，真的很苦！不過，相信

我，這樣的模式可以被打破。現在，讓我們來拋開節食，只專注想著如何透過我的五大簡易飲食原則獲得足夠且均衡的營養，進而達成並維持妳的目標。

1. **有所準備！**——我通常會想清楚要採買的東西，並條列整理好，這樣一來，冰箱和櫥櫃裡隨時都有健康的食物。若今天外出，路程很久，或者一整天有訓練課，我會準備健康的零食。這是很基本的觀念，可是很多人沒想到，以至於餓到原本的健康飲食失控，吃下過多食物，或者挑選不好的食物。

2. **頻繁進食！**——這聽起來違背常理，不過我常告訴客戶要經常進食！想減重，提高新陳代謝，妳必須三不五時以正確的食物來餵養妳的身體。問題是，什麼東西該吃？我會教妳如何掌握身體提供的線索，知道什麼時候該吃，以及該吃何種食物，好讓妳的新陳代謝整天燃燒。

3. **尋找其他替代品來獲得滿足感！**——我反對剝奪任何食物。我不主張要限制卡路里，或者嚴格拒絕妳熱愛且享受的食物。我認為妳該做的是尋找替代品——以其他更健康的方式來獲得心理的滿足，不倚靠那些會讓妳水腫、疲倦和煩躁的食物。在美型芭蕾中，沒有剝奪食物這一回事。

4. **保持彈性！**——有彈性就是切合實際，畢竟我們沒有一個人有辦法吃得很完美、每天運動，維持一個永遠不受干擾的生活。我們要工作，有家人，會休假、度假，還有各種突如其來的狀況或事件會影響我們。這個原則的關鍵就在於嚴守目標，但靠一些策略把正確的運動和飲食融入實際生活中。

5. **原諒自己，往前邁進！**——我經常告訴客戶，忘掉昨天的失誤，專注於今天。成功的健康飲食法會提供訣竅，讓妳偶爾失誤或「墮落」之後仍能返回正軌。妳不可能餐餐嚴守健康原則。沒關係，重要的是懂得快速回到正軌，別讓一餐不健康的食物或點心擾亂妳的內在平衡，讓妳背離健康飲食法。一晚的起司堡或薯條不代表妳會每餐都吃起司堡和薯條！

　　所有人都知道，想要擁有幸福，擁有人人渴望的身體，健康飲食絕對是王道。我的五大簡易飲食原則正好能簡化食物概念，讓妳思考食物時更有效率，而且還會教妳怎麼挑選健康的食物，告訴妳食物是如何讓這套新的健美法發揮最大效果，並讓成效得以長期維持。這五大原則正好跟美型芭蕾法相輔相成，因為兩者的理念一致：平衡、健康、方便實行、設定合乎實際且可達成的目標。無論妳想瘦個二十磅（約九公斤），

讓身材小一號，或者希望能在不計較卡路里、不採用複雜的食譜、也不以節食來懲罰自己的狀況下，維持適當體重，美型芭蕾都能幫助妳達成。

我這套簡易飲食法能帶給妳充足的營養，它所建議的都是能滿足妳的全食物。當初設計這套均衡飲食法，就是為了避開一般標榜快速減重的節食本身具有的極端性質所造成的必然陷阱。美型芭蕾思維就是整體的重心，它能幫助妳設定並達成減重的目標，而且告訴妳如何維持一輩子！妳毋需計算卡路里，毋需餓到滿腦子食物，也能享受妳喜歡的食物。這套簡易且方便的方法可以幫助妳將這套平衡的新生活內化到心中，把焦點放在維持一個健康幸福的生活方式上。

讓我們一起把注意力放在「能吃」的東西，別整天想著那些不能吃的食物。接下來我會提供易記的訣竅，幫助妳在購物籃中放入正確的食物，另外我也會貢獻出我喜歡的料理食譜，讓妳可以輕鬆地實行美型芭蕾的飲食法。我不會要妳承諾不去碰一大串不該碰的食物，因為美型芭蕾法本身就能幫助妳克服壞習慣，鼓勵妳把注意力放在開放性的正面途徑。這些途徑會很自然地開創出不可思議的可能性，引導妳去親近營養的食物，提供關鍵要素，讓妳有辦法打造一個平衡、健康，而且健美的生活。

原則 1：有所準備！

生活壓力重重，混亂難料，所以想要每天都吃得營養，最好的方式就是事先準備。對我來說，這代表隨時備妥健康的食物，放在冰箱和工作室的櫥櫃裡，外出時袋子裡也要有，以免餓過頭。飢餓常會讓人暴食和亂吃，任何人都會如此！不管妳多懂營養，一旦餓到想狼吞虎嚥，不僅無法挑選正確的食物，也會吃到不知節制。

暴食或吃到不知飽足的原因眾說紛紜，但可以肯定的是，某些人體的生化因素會影響食慾的控制機制。我若餓過頭或者太久沒進食，就會誘發所謂的「飢餓模式」：卯起來猛吃，變得很脆弱，無法控制自己。這種時候，最好能先吃點高蛋白的點心，比如水煮蛋或稠狀的原味優格，止一下飢，免得開始吃正餐時會暴飲暴食。

太久沒吃東西，大腦會釋放一種化學物質，讓我們感到飢餓，促使我們想進食。尤其若我們吃下的食物不夠營養，比如碳水化合物、糖量或脂肪過高的加工食品，就

更會出現這種身體反應。相反地，若身體獲得高纖、高營養的食物，包括低脂肪的精益蛋白質——好比全穀類、水果和蔬菜——身體飽足感的時間就會延長，而且不會強烈發送出進食的訊號。

有時，生活難免出狀況，讓妳無意間餓過頭。這時，我會先吃點蛋白質和健康的脂肪來撫慰身體，然後吃纖維質和碳水化合物，來確保自己不會 (1) 暴食 (2) 反胃。這種作法讓我可以在不「暴衝」的狀況下獲得口腹滿足。

我愛黑巧克力，而且幾乎每天都會享受一些！最近我迷上的是 Green & Black 這個牌子的黑巧克力，混合百分之七十或八十五可可成分的都好吃。大快朵頤之前，我會先把它在常溫下放置片刻，並在下午時享用，免得晚上吃會睡不著。晚餐若吃得早，我會在餐後來點黑巧克力配上紅酒或香草茶，這樣吃也很棒。

聽起來很複雜？其實一點也不。如果挑選美型芭蕾健康全食物清單裡的選項，妳所獲得的滿足感會大於吃一般食物，而且還能頻繁進食，不會渴望甜食，又能減重。聽起來很棒吧？

我成天忙得團團轉，要上課、拍攝影帶、發想新的美型芭蕾運動、開會、到各城市出差，所以對我來說，最好的準備就是隨身攜帶健康的全食物，這樣一來，無論多繁忙，我的飲食都不會失控。一整天我的手邊都有新鮮水果和堅果，我利用這些健康的點心讓自己活力充沛，精神飽滿。另外，家裡備有能輕鬆快速烹調的健康食物，也是健康飲食的另一個關鍵。家裡若有沙拉材料、健康的湯品，以及有機烤雞之類的食物，妳就不會在結束繁忙的一天開車回家時，跑去買披薩或速食（第九章會教妳我的「快閃烹飪法」！）。

另有一點很重要，要學著去預想可能影響到健康目標的狀況。比方說，別假設妳在機場也能買到健康的沙拉，或者在壓力很大又飢腸轆轆的情況下，下班後去參加雞尾酒派對時，能抗拒得了當開胃菜的炸薯條。尤其黃湯下肚後，意志力就會變薄弱！以這些狀況來說，事先有所準備代表出門前自己帶一點健康食物，還有去參加派對或菜色未知的晚宴之前，先吃點健康的點心或輕食，另外，以我來說，如果我知道家裡有我最愛的黑巧克力等著我，就更容易婉拒餐會上的甜點。

雖然美型芭蕾的飲食法強調的是未加工的新鮮全食物，但有些包裝過的零嘴也是

我的最愛，比如「新早晨」的有機肉桂全麥餅。這種帶點變化的正統健康零嘴讓我一吃就上癮！在標榜全食物的商店或健康有機店都能買到這類餅乾。或者，無脂肪的希臘優格加上水果和蜂蜜也是很好的選擇，要不，就來一碗新鮮水果，或者當季的莓果。另外，晚上吃甜點時，我常會配上一小杯脫脂牛奶或杏仁牛奶，以補充蛋白質和鈣質。

原則 2：頻繁進食！

與其關注每天何時進食，倒不如牢記這個原則會更有效率：頻繁進食。我所謂的「頻繁」是什麼意思？經驗法則就是每隔四小時吃個正餐或點心。我可沒叫妳一天要吃六餐，或者每小時都要吃東西！每隔四小時吃健康的正餐或點心會讓妳活力充沛。妳根本不必靠著小鳥般的食量來過日子。重點是不要讓自己過於飢餓，而且要考量到每個人的新陳代謝都不同。

想提高新陳代謝，妳得給身體燃料。小點心或輕食能鼓勵妳的身體不停代謝（燃燒）食物，尤其若妳提供給身體的是健康、營養的食物。頻繁進食也能讓妳能量滿滿。渴望食物或暴食的眾多原因當中，最糟糕的莫屬血糖過低。

沒有哪種飲食法能適合所有人，因為每個人的身體和生活都不一樣。有些人屬於嚼草型，一天吃很多小餐才是最舒服的狀態。我個人很愛食物，討厭飢餓的感覺！對我來說，一天吃三到四次正餐，加上健康的點心會讓我感覺滿足，飲食不失控。

早餐絕不可少，這是健康生活方式的根基。不管起床時間多早或多晚，我一定以健康早餐來揭開一天的序幕。至於早餐內容，則視我有多少時間而定，所以我通常讓自己有很多選擇。我心目中最棒的營養與飲食之道要能維持一輩子，而不止是夏天來臨要穿比基尼，或者為了盛大活動塞下禮服前的急就章。我發現這種食物和飲食觀讓我的體重能夠維持穩定，不會像以前體重計上數字，暴起暴落。

妳可以仿照接下來會見到的菜單，訂定最適合自己的點心和正餐時間，讓這套計畫能滿足妳獨特的生活方式，找到妳身體最需要的食物。

擁有芭蕾明星的修長身材和完美肌肉線條

早餐不可少！

我很確定妳不是第一次聽到這種說法：享用均衡早餐是揭開健康一天的最好方式。但妳切實做到了嗎？每次聽到客戶坦言她們以前不吃早餐，後來改掉這壞習慣後感覺有多美好，我就很驚訝。正確的早餐對身體能量和腰圍的貢獻，絕對會讓妳驚呼連連，它能讓妳精神飽滿，身心滿足，還能提高新陳代謝。

關鍵就在於找到妳喜歡吃，而且匆忙時也容易準備的健康食物。綜合穀物堅果麥片加上脫脂牛奶、全穀類的餅乾，或者一片塗花生醬的全麥吐司，或一份無脂肪的希臘優格加上未加工的堅果，這些都是很方便的早餐，能讓妳活力充沛，卻不需要大費周章準備。我可沒要妳花時間去煮蛋白和蘆筍喔！

我會避開的食物

除了一些顯然要避開的東西，比如加工類食品、油炸物和速食，我還會盡量避開以下這些東西。

1・**大分量的東西**：在餐廳，我通常先吃分量足夠的沙拉，淋上油醋醬，主菜則跟其他人共享，或者點份富含蛋白質的開胃菜當主食，例如鮭魚塔塔。這種方式很棒，可以嘗嘗菜單上的新品，滿足味蕾，又能避免吃得過多。

2・**過量的碳水化合物**：我愛披薩。在我愛吃的食物中，唯獨這樣違反「避開白麵粉」的原則。為了抵消披薩當中過量的碳水化合物，我通常只會吃一片或兩片，並輔以大量的沙拉和盤邊蔬菜來平衡，比如花椰菜苗、清燙菠菜或炒菠菜。此外，點了披薩後，我會避開菜單上的加糖汽水或可樂，改點紅酒或不甜的冰茶，要不檸檬水也很好。

3・**糖分**：看看食物上的標籤！所有人都知道要避開果糖含量極高的玉米糖漿，以及加工食品中的氫化植物油（反式脂肪），但可能不曉得白糖也會危害健康。如果妳好好去找，會發現糖分無所不在——多數的麵包、餅乾、義大利麵的醬汁⋯⋯全都有它的蹤影。其實，大部分的包裝食物都含有大量的糖分，即使妳不覺得那些食物是「甜」的。我們的身體不需要這些額外的糖分，所以我對它們能避則避。一些趕流行的有機食品的標籤會以蔗糖汁來取代白糖，不過，別被騙了，蔗糖汁也是糖。

4・**鹽分**：同樣地，鹽分也是能免則免。鹽分會讓人水腫，讓妳不止肚子脹氣，連眼睛和臉都會腫脹，而且對血壓和心臟都有不利的影響。跟糖一樣，許多包裝和加工食品的標籤上都可見到鹽的蹤影。要記得看看標籤，選擇低鈉食品，點餐時請侍者告訴廚師少放鹽，自己烹煮時也要酌量。這世界上有很多香料或味道值得探索！

　　　　　　擁有芭蕾明星的修長身材和完美肌肉線條

5‧奶油醬──這個非避不可！我的食物清單上沒有太多禁忌食物，不過奶油就是其中一項。奶油好吃？當然好吃。妳的身體需要它嗎？完全不需要。奶油裡都是飽和脂肪，熱量超高，對妳的心臟和腰圍絕對不好。妳有辦法享受健康均衡且能滿足味蕾的食物，卻完全不碰奶油嗎？絕對可以！我本身就沒特別愛奶油醬，所以對我來說避開它並不難。妳只要多吃兩口滿是奶油醬的食物，體重絕對會上升，所以我不會這麼做。我寧可吃下整盤的蒸魚或烤魚和蔬菜，也不會多吃一口奶油醬的義大利麵。

原則 3：尋找其他替代品來獲得滿足感！

我們所有人都需要滿足感，訣竅就在於敞開心胸，讓自己去接觸不熟悉的食物。別怕做改變，改掉慣吃的點心和妳以為沒吃會活不下去的食物。開始尋找其他替代品時，給自己一些時間來嘗試新的全食物。留意這類食物是如何讓妳感覺飽足，身心更平衡。這樣一來，妳對食物的思考方式也會跟著不一樣。

採行健康飲食習慣的最好方式，就是開始改變妳當前的飲食習慣，讓它們變得更好。我發現這方法很棒，讓我不覺得自己被迫禁吃我愛的食物，因此，我仍然保有滿足感。舉例來說，幾年前我開始改變飲食習慣，以全穀類取代白麵粉。此外，我很喜歡的改變還包括：

- 糙米（取代白米）
- 全穀類的麵條（取代白麵條）
- 橄欖油（取代奶油）（橄欖油超好用，馬鈴薯泥、炒時蔬或烤吐司都能用橄欖油。幾乎任何需要奶油的食譜都能以橄欖油來代替奶油，滋味棒極了，而且對心臟有益喔）
- 香草和香料（取代鹽巴——一點蒜頭就能唇齒留香）
- 深色的蕎麥蜂蜜（取代糖）
- 傳統的燕麥混合核桃和水果（取代燕麥捲和盒裝的穀物片。這些食品都被過度加工，含糖量過高，就連有機品牌也不例外）
- 地瓜（取代馬鈴薯）
- 上等的黑巧克力（取代巧克力棒或以奶油和白麵粉做成的烘焙食品）（遠離牛奶巧克力，從可可成分百分之五十五的巧克力開始吃，味蕾適應後，慢慢提高可可亞的含量。妳會喜歡這種新滋味）
- 純原味爆米花加點海鹽和橄欖油（取代薯片）（如果在商店找不到這樣的爆米花，就自己在家準備這種速成、便宜又富含纖維的點心）

下一章會提供一份健康美味的食物總表，妳可以從中挑選想吃的東西。現在，開始想想，在高飽和脂肪和糖分的食物中，妳想換掉的有哪些。總而言之，我想強調的

是，避開白麵粉和糖類食物，減少加工食品。能讓每個人感到滿足的食物不盡相同，我要提供的是一套準則，幫助妳利用這套準則找到能讓妳開心和滿足的健康食物，而且美味與吃興不打折扣。

這些替代性的健康食物可以幫助妳養成良好的飲食習慣，同時不會有飲食受限的剝奪感。妳為自己身體所做的一點一滴都很重要，千萬別低估這些小事。積少成多，聚沙成塔，到最後這一點一滴對妳的健康都有巨大影響。我不會要妳禁咖啡，或者從此不碰三明治，因為這世上有無糖豆漿（或不含乳的奶製品）或脫脂牛奶可以取代奶精，也有蕎麥蜂蜜可取代白糖，做三明治時也能用全麥吐司取代白吐司，這樣一來，妳就能達到美型芭蕾的目標，同時又能滿足味蕾。妳不必單靠沙拉和蔬菜濃湯，或者只喝蔬果汁來達成目標！我吃肉、起司、全穀類的義大利麵、巧克力，也會三不五時小酌，但我會費心以脫脂或低脂牛奶來搭配咖啡和早餐穀物片，並以烤馬鈴薯來取代薯條，每天還會擠出十五到三十分鐘來運動，如果沒時間運動一小時的話。

小心甜的飲品！

還記得補充水分的重要嗎？身體會把口渴跟飢餓混淆，而讓身體「水水」的最好東西就是單純的開水。我一天喝很多水，並且避開含糖的飲料或碳酸飲料，就算是低卡的也一樣敬謝不敏。若想攝取熱量，我寧可吃食物來得到含糖飲料裡的高熱量，而且我也不喜歡那些取代糖的化學甜味劑阿斯巴甜和代糖。妳要記住一點，低卡碳酸飲料對身體很不好，它的卡路里之所以較低，是因為放了化學甜味劑，這種東西不健康，不吃它，妳的氣色會更好，身體感覺起來也會比較好。深色的碳酸飲料（如可樂）尤其糟糕，因為裡頭不止含大量糖漿和焦糖色素，還有磷酸——這東西會破壞妳的骨質強度，對腎臟造成壓力。我曾罹患壓力性骨折，所以可以告訴妳那真的很不好玩。身為女性，我們不該耗損鈣質，應該多吃富含鈣質的食物和飲料，來增加骨質密度！所以，別碰甜的飲品，多喝水，或者改喝不甜的檸檬冰茶，讓骨質強壯。至於每天的替代性乳製品，我通常會選擇無糖豆漿、杏仁漿或米漿。若喝牛奶的話，我堅持有機的脫脂牛奶，乳脂肪頂多百分之一，就連喝咖啡加奶時也堅持這項原則。

原則 4：
保持彈性！

　　想建立讓人滿足的平衡生活，保持彈性除了是關鍵要素，也是負面思維的敵人（與食物有關的負面思維會破壞妳的自制能力）。我離開紐約市立芭蕾舞團後，有一整年的時間沒運動。那時我對於「好」食物與「壞」食物有很多錯誤觀念，這些觀念都是過去節食時學到的。後來我把「規矩」放鬆，不去在意什麼能吃，什麼不能吃，讓食物與我的身體建立起輕鬆的關係後，我開始學習不一樣的飲食，而且變得更有彈性。我不止學到如何在放縱的一餐之後原諒自己，更在很短的時間內瘦了十磅（約 4.5 公斤）！

　　對我來說，這真是個寶貴的教訓。飲食更有彈性讓我有滿足感，不再成天想著冰淇淋或巧克力焦糖。我發現，當全穀類和健康碳水化合物成為我日常飲食的一部分，我忽然不再那麼渴望甜食，吃下去的糖分變少，體重也開始下降。

　　如果任憑一些迷思占據我們的腦袋，它們就會傷害我們。舉例來說，晚上進食會變胖這個迷思。很多女性被這種說法嚇到。很多客戶問我，「要怎麼讓自己六點過後

別怕碳水化合物！

有段時間我很怕吃碳水化合物。每個人都說吃碳水化合物會變胖，還說自從不碰碳水化合物後，她們變得多麼苗條，所以我也覺得自己應該避開它們。那時是二〇〇〇年左右，低碳水化合物的飲食法大行其道，而我也跟著其他人臣服於這愚蠢的風潮。但從那過程中，我學到什麼東西對我的身體最好，其中最重要的一點就是，避開碳水化合物非常不智。我發現吃下「正確的」碳水化合物對我很有幫助，無論我想減重，或者想維持既有的體重（這兩個目標很不一樣——稍後會詳談）。

飲食中沒有碳水化合物，我會常常肚子餓，脾氣變得煩躁，而且嗜吃甜食。我認為，不吃碳水化合物反而會讓我體重增加。現在，全穀類是我的主食，也是我喜歡的主要料理。全穀類可以提供長效的能量和豐富的纖維質，讓妳的血糖不會忽高忽低。我甚至覺得它們可以讓妳纖腰款款，心臟有力，而且能控制妳的食欲！

　　擁有芭蕾明星的修長身材和完美肌肉線條

不進食？我要六點才下班欸！」或者，「如果要餵小孩吃飯，需不需要自己早點吃？可是我喜歡跟伴侶一起用餐。」

其實，如果妳頻繁進食，而且吃下去的都是好食物，那麼，幾點用餐並不重要。如果妳八點上床，用餐時間就不要超過六點鐘。可是若妳晚睡，那麼晚點吃也無妨。我沒要大家在晚上

凱薩琳談避免走極端

我現在對極端法敬而遠之，因為我發現，妳可以找到簡單又持久的替代方式，讓自己看起來、感覺起來輕盈窈窕、容光煥發。吃一片蛋糕不代表完蛋了。以前我一天喝兩杯三份全脂奶的拿鐵咖啡，但和瑪麗・海倫聊過後，我做了改變，調整作法，以豆漿或脫脂奶來取代全脂奶。現在，我不會懷念全脂奶，至少不會到非喝不可的程度。偶爾，我還是會來杯全脂奶的拿鐵咖啡，不過一個月大概只有一、兩次。我得說現在的我感覺很健康、身材精實，而且不會想吃下一整個蛋糕。唯一想吃下整個蛋糕是在我失控吃了整塊蛋糕後，情緒很差時。

十一點吃大餐，配上濃縮咖啡和香濃的甜點，所以，放心，九點吃晚餐不會毀了妳的身材。我的晚餐通常吃得有點晚，畢竟，我是紐約客嘛！如果真要遵守七點過後不進食的規則，那我大概連一餐都不可能跟朋友出去吃，或者該說連晚餐都不可能吃，因為我壓根兒不記得我曾在七點以前坐在餐桌上。

不過，妳倒是要費心留意酒精、糖分和鹽巴的攝取量，不管妳幾點吃晚餐。這些東西過量的話，會干擾睡眠，讓妳水腫，隔天吃過多。

每個人想進食的方式和時間都不同，妳得找出最適合自己的飲食習慣。我個人喜歡一天吃四餐。早餐大概七點吃，然後把午餐分成兩份，正午左右吃半個三明治和一份水果，傍晚四、五點時再把另一份午餐吃掉。晚餐有點晚，通常九點吃。這代表我會在晚上六點半和七點左右吃個點心。不過，睡覺前我不吃東西。

如果妳是上班族，大概很難有我這樣的彈性，如果妳是忙碌的全職媽媽，或許喜歡跟孩子一起吃飯。總之，只要妳好好傾聽身體的感覺——飽足、飢餓或剛剛好——妳就能決定何時該吃，該怎麼吃，才會一整天感覺最好。

另一個讓妳無法保持彈性的迷思就是：妳必須一天吃三次正餐，不要亂吃點心。說到飲食，每個人的身體所需要的食物量和進食時間都不一樣。「一種尺寸沒辦法符

合所有人。」服裝如此，飲食也是如此。我不會規定妳要一天吃六次迷你餐，或者必須吃三次正餐，不能吃點心。每個身體都不一樣，而且每天的日子也不同——這是大家會面臨的真實狀況！我有客戶天生就是嚼草型，對她來說，成天吃個不停，每次只吃一點點，會讓她的身體最舒服。但這種方式不見得適合其他人，重點是妳要去發掘對妳最合適的方式。

很多節食法會把妳綁在廚房或家裡，以免除外界誘惑，但我認為這種飲食法非常不彈性，很不切合實際。我會教妳如何處理上餐館和出遊時的飲食狀況，我也會教妳，當餐館菜單上所列的食物不理想，該如何做出最好的選擇。

記住，這套美型芭蕾飲食法能改變妳的生活方式，因為它彈性十足。妳只需想清楚自己的需求，懂得去擁抱它們！只有一個要求，每天一定要吃早餐，拜託！

原則 5：原諒自己，往前邁進！

談到節食，我們多數人都曾嘗試，但結果失敗。由於多數節食法的減重效果很短暫，所以節食只會讓我們對節食和減重有錯誤觀念。這種方法的問題出在效果不持久，因此妳註定失敗，而且會陷入體重下降後又攀升的險境。

女性都很難原諒自己，然而，若想把日子過得開心健康，妳必須設法專注在正面的事物上，去做能讓明天更好的事情。忘掉妳昨天沒運動，忘掉前幾天吃了炸薯條或午餐吃了布朗尼。健康這種事不是全有或全無，運動和飲食也一樣。

就算妳在放假或度假時連續兩晚吃了甜點，還連著三天在黃昏美景中喝了雞尾酒，也不代表妳要完全棄守美型芭蕾的生活方式。我這套鍛鍊身材與保持身材的方法最特別的地方就是原諒。如果妳已經兩天、三天，甚至五天沒運動，我會要妳原諒自己，然後幫助妳在「做得到的時候」回到原來的作息。若懂得保持彈性，原諒自己，即使吃進過多巧克力蛋糕、想都沒想就一口氣嗑光一包薯片、挑選食物時做出不怎麼明智的決定，或者沒按時運動，妳也會知道怎麼讓下一餐回復成健康的飲食，重新恢復平衡的作息，往健康的生活方式邁進。以這種寬容態度來對待妳的身體，妳就能獲得真正的解放。在建立身體與食物的健康關係上，這是很重要的一步。

有時我和食物的關係是愧疚大於寬恕。若多吃了一片披薩，或者放任自己吃下餅乾，我會覺得自己「毀了」原本的計畫，於是乾脆一不做二不休，把巧克力棒或渴望的垃圾食物一併吃了，反正明天少吃一點，應該救得回來。或許妳也有過這樣的舉動。後來，我懂得保持彈性，更寬恕自己，就比較容易找到平衡，也更容易停止一些破壞性的舉動，快速地往前邁進。當我學會更加關注自己的身體，我發現一個月裡有一、兩天荷爾蒙會作祟，讓我渴望吃油油鹹鹹的東西，比如炸薯條之類的。沒關係，偶一為之無妨，下一餐我可以吃生菜沙拉，多喝一點水，或者無糖的檸檬水，然後邁開大步，繼續往健康的生活方式邁進。

斷食好嗎？

經常有客戶問我對斷食的看法。我的答案是：我不熱中這種事情。我很努力過一種平衡健康的生活，對於任何干擾這種生活方式的事情都會很謹慎。此外，我認為斷食之後很可能會狂吃狂喝，因為斷食本身就是剝奪食物。我偶爾喜歡喝喝綠色蔬果汁，但我知道健康生活的平衡之美，所以對這類飲食並不熱中。美型芭蕾不會要妳斷食，妳只需要以營養美味的全食物來餵養妳的身體，同時用一些具挑戰性的運動來鍛鍊它。在美型芭蕾的世界裡，只有滿足感，沒有剝奪感。

8

美 型 芭 蕾 的 廚 房

　　這章會提供一長串很便利的食物清單，幫助妳找到能滿足味蕾的健康替代品，讓妳更有效地減重（如果這是妳的目標），活出美型芭蕾。另外，我也會提供採購的訣竅，讓妳輕輕鬆鬆就能在冰箱和櫥櫃裡塞滿讓妳滿足的食物，無論是早餐、午餐、晚餐或點心，甚至還包括甜點喔！

健康的全食物：活出美型芭蕾的食物清單

　　這裡提供的食物清單涵蓋了所有的食物類別──精益蛋白質、富含纖維質的蔬果、五穀類和乳製品，此外還有甜點和健康油脂（如某些乳製品、橄欖油和堅果）。最重要的是，妳會發現這裡建議的食物都能在一般店家或有機健康食品店裡找到，而且很容易融入妳的日常生活中。我的每一餐菜單都涵蓋了精益蛋白質、健康油脂、纖維和五穀類，這種均衡的飲食營養豐富，而且能滿足口腹之欲。

　　若妳知道了自己該進食的時間，也選定了想嘗試的餐點或點心，就可以利用這個清單來準備妳的食物。就像我之前提到的，當妳吃的是沒加工過的全食物，別擔心分量多寡，也毋需訂出固定的量。至於甜點，則適量為宜。

蛋白質

以下是我的建議和挑選準則，妳可隨心所欲找出自己的最愛！

魚類和海鮮

我會盡可能購買當地當季的新鮮水產！

鮭魚（最好是野生鮭魚）。鱈魚。紅鯛。青魚。比目魚。旗魚。鮪魚塊。蝦子。扇貝。淡菜（我最愛的小館料理！以蒜蓉白酒淡菜取代奶油淡菜！）。牡蠣（我通常吃生的，不吃炸過的）。

紅肉和家禽類

對，肉類也可以是健康的食物！購買以下這些肉類時盡可能挑選有機的。

特別瘦的絞牛肉。牛腰部位的里脊肉。去皮的雞胸肉（有時我也吃雞皮，後面的食譜裡就會出現雞皮。總之，什麼都適量為宜！）牛的後腰脊肉。火雞的雞胸肉。火雞瘦絞肉。

其他的蛋白質來源

（包括豆類和堅果類）

豆類（黑豆、白豆、菜豆、紅腰豆、白腰豆）。蛋（野放雞的有機蛋）。扁豆。皇帝豆。堅果醬（杏仁醬和花生醬是我的最愛，不過還有其他的堅果醬，比如腰果醬。無論妳選哪一種，記得看看標籤，挑選沒添加糖和油的有機堅果醬）。堅果。生核桃。生杏仁。生腰果。沒加鹽且沒染色的開心果。豆腐。黃豆或毛豆。

乳製品

乳製品是很好的鈣質、蛋白質和維他命 D 的來源，不過脂肪量可能過多，所以要小心挑選起司，最好只選脫脂或完全無脂的牛奶（如果妳吃素，無論是嚴格的全素或半素，其實都能從蔬菜中獲得鈣質，尤其是綠色葉菜）。

無脂肪的原味希臘優格。優格乳酪。有機的乳酪絲（很適合當點心，也適合在路程中拿來止飢）。羊奶酪。有機的脫脂牛奶。低鹽的新鮮水牛起司。超強味的切達乾酪。

此外還有很多不含奶的乳製品可以

代替這個類別，比如杏仁牛奶就是我個人的最愛，另外豆奶和米漿也很棒。重點是看標籤，找無糖口味的，因為很多不含奶的乳製品都會添加糖。

穀類

我很愛全穀類，因為它能帶給我持久的能量，尤其可以供給運動時所需的體力。

全麥或五穀雜糧麵包。以全麥的薄玉米餅或吐司做成的三明治。全麥義大利麵，或者以卡姆麥（Kamut）、藜麥（quinoa）或者糙米做成的麵條。野米（Wild Rice）。藜麥。全穀類的穀物片，包括生的燕麥粒、麥絲捲，以及傳統式的燕麥片。全穀類的早餐穀物片。麥麩。全穀類的餅乾和米餅（這類包裝食品稱不上是「淨化食物」，但它們能提供纖維質）。

蔬菜

我所選擇的多半是那種吃法多樣，可用各種方式料理的蔬菜，比如冬天新鮮蔬菜較少時，冷凍菠菜是很好的選擇。蘿蔔、彩椒和羽衣甘藍就是熟食生吃皆宜的好蔬菜。

菠菜。綠花椰。羽衣甘藍。類似芥藍的葉菜（包括羽衣甘藍、甘藍菜等深綠色的葉菜都是很好的鈣質來源，對妳的骨頭和腰圍很有益！）南瓜。新鮮的綠色豆子。四季豆。蘆筍。蘿蔔。球芽甘藍。茄子。地瓜。洋蔥。彩椒（綠色、紅色、黃色或橘色都很好）。芹菜。節瓜。番茄、萵苣類（盡可能買有機的，而且種類要多元化：蘿蔓、芝麻菜、美生菜、混合的葉菜，以及妳喜歡的其他種類！別選結球萵苣，它的營養價值不像其他葉菜類那麼高）。蕈菇類。黃瓜。

有機品

有機品價格高，不過想到多花點錢就能買到沒有化學成分的食物，我就覺得很值得。我的經驗法則是，要吃皮的水果或蔬菜都盡量買有機的，以降低吃進體內的化學農藥。蘋果、水蜜桃、油桃、莓果、萵苣、葉菜、芹菜和葡萄等，都是以有機為購買原則。

水果

記得，當季的水果最好！
藍莓。覆盆子。草莓。葡萄柚。蘋果。柳橙。香蕉（適量，因為香蕉的糖分非常高，而且愈熟含糖量愈高）。酪梨。奇異果。西洋梨。蜜桃和油桃。李子。櫻桃。甜瓜。熱帶水果（芒果、木瓜、鳳梨）。西瓜。

香料

想要增加食物風味，減少鹽巴的最好方式就是利用香料。以下是我個人很喜歡的香料，妳可以依照自己的喜好來添加！不同香草和香料的味道都很獨特，多多嘗試，毋需強迫自己吃妳不喜歡的東西。還要記住，這個清單只是給妳參考，妳不用拿著它在商店的貨物架之間辛苦尋覓！新鮮的香料味道略不同，放進食物裡時吃起來也不一樣，不過新鮮香料通常可遇不可求。幸好，市面上有很多高品質的乾燥香料可以讓佳餚變得更生動美味！
胡荽葉。蒜頭。薑。紅椒粉。紅辣椒薄片。迷迭香。蒔蘿。檸檬胡椒。西洋香菜。小茴香。新鮮的羅勒。

調味品與淋醬

以橄欖油、醋、一點法國第戎地區（Dijon）出產的芥末為基底，妳就能做出大部分的淋醬或油醋醬！
特級初榨橄欖油。芥花油。陳年葡萄醋。紅酒醋和白酒醋。新鮮的檸檬（擠一些在牛排上或烤雞上，味道棒極了）。法國芥末醬（第戎出產的）。不加奶油，以蔬菜或豆子所製成的塗醬，比如酸豆橄欖醬（tapenade）、鷹嘴豆芝麻沙拉醬（hummus），還有由茄子、蒜、芝麻醬做成的巴巴醬泥（baba ghanoush）。深色的蜂蜜（蕎麥蜂蜜是我的最愛）。楓糖漿。以無脂肪的原味優格為基底，添加香料做成的醬汁或蘸醬。以無脂肪的原味優格為基底做成的蒔蘿醬。

擁有芭蕾明星的修長身材和完美肌肉線條

以健康的方式來提升食物的風味！

許多包裝好的現成淋醬、蘸醬或醃泡汁都含有大量的飽和脂肪、糖分，以及一長串我連念都念不出來的化學成分。不要用這些醬，自己來做！在原味優格裡加入香料，就是最簡單的調醬方式。另外，法式油醋醬很好用，可以給魚和肉提味，而且熱量很低。以下這兩種醬料是我的最愛，做起來不花時間。

・快又簡單的優格蘸醬

　這道優格醬可以用來取代鷹嘴豆芝麻沙拉醬，非常適合蘸新鮮蔬菜，或者做三明治時取代美乃滋！

　在一杯無脂肪或低脂的原味希臘優格裡加入半顆的檸檬汁、一小撮切碎的小黃瓜、一小瓣蒜頭。另外也可以把妳個人喜歡的新鮮香草切碎後加進去。

・法式油醋醬

　這道醬汁不止適合綠菜沙拉，更適合用來醃魚！

　把等量的特級初榨橄欖油、楓糖漿和第戎芥末混合，撒上新鮮彩椒，加入一瓣切碎的大蒜，調勻混合。

飲料

Spa 水（自己做很快的，而且嘗起來棒極了！在過濾的水中加入冰塊、新鮮的檸檬或小黃瓜片，以漂亮的玻璃水壺裝起來）。氣泡水。有機的咖啡或茶（我喝有咖啡因的茶，也會喝花草茶，但不喝無咖啡因的茶，因為我對於廠商去除咖啡因的過程有疑慮）。紅酒（適量）。

預製食品
和包裝食品

雖然「淨化飲食」的意思是不要碰預製和包裝食品，但我認為，任何東西都是適量為宜。以下列出的是我會隨身準備、能即時享用的健康食品。家裡備有這些食品，妳就比較不會吃速食或叫外送。妳會發現以下的清單包括冷凍水果和蔬菜，因為若在當季找不到該蔬果，冷凍蔬果是很好的替代品，不過一定要看看包裝上的標籤，確定妳買到的是單純的蔬果，沒有添加甜味劑或鹽。說到鹽，下列清單中有些食物裡添加了鹽，所以，不要吃過量喔。

水漬或橄欖油漬的長鰭鮪魚罐頭。低鈉有機的罐頭湯品（特別是「Health Valley Organic」出產的無鹽或低鈉產品，如扁豆湯或綜合蔬菜湯）。鐵罐裝或玻璃罐裝的希臘橄欖或義大利橄欖。玻璃罐裝的朝鮮薊心。玻璃罐裝的烤椒。酸瓜（晚餐前的開胃菜）。無反式脂肪的全穀類餅乾（例如 Wasa 牌子的脆餅，以及 Kavali 的黑麥餅）。糙米餅。Suzie 牌的多穀薄餅。冷凍蔬菜（四季豆、皇帝豆、菠菜、綠花椰菜、蘿蔔）。冷凍水果（綜合莓果，可以用來做奶昔）。新鮮的全穀類麵條和餃子（多買一些，放在冷凍庫）。低鈉有機，可現吃的肉品。Three Sisters 牌的有機燕麥。半去皮的橄欖油爆米花。Green & Black 牌的有機黑巧克力（含百分之六十以上的可可）。

　　　　　　　擁有芭蕾明星的修長身材和完美肌肉線條

分量控制

開始採行新的飲食法後，可利用很多小訣竅來控制分量。問我最愛的方法？我會用小碟子和碗來裝點心，絕不會就著包裝盒或包裝袋直接吃。或許妳以前聽過這種說法，不過這招真的很管用。另一個我喜歡的訣竅就是吃甜點時用茶杯來盛。我會在茶杯裡裝一些薑餅和一片黑巧克力，同時裝上一大碗的莓果來當甜點。這樣可以提醒我留意吃下去的量，不會在無意中毫不節制地吃過量。如果想吃第二份，我會好好三思。

烹飪與備餐的訣竅

如妳所見，我的食物類別很廣泛！我多半吃魚和營養的全食物，恰好這些食物烹調起來都不麻煩。什麼都從頭開始是很不切合實際的作法，而美型芭蕾追求的正是合乎實際的健康生活，所以我也吃包裝食品，但我會謹慎地閱讀標籤，確定這些食品跟我平常吃的全食物一樣，富含纖維質和營養，而且低鹽、低糖，沒有不健康的脂肪。

我的清單上的食物多半很好準備。一般說來，我主要用烤或快炒的方式來料理肉、魚和家禽。爐子的使用主要是依照我媽的經驗法則：夏天時廚房已經夠熱了，就盡量別用爐火。冬天時屋子暖一些會更舒服，所以可以多多烘焙和烤食物。說到烹調時間，汆燙蔬菜之快速讓人難以抗拒，而且這種料理方式很健康！炒菜也很快，不過油可別放太多，尤其是很吸油的蔬菜，比如綠花椰或菇類。如果烤盤還是熱的，我通常會把蔬菜放在旁邊直接烤熱，這樣更省時間。

我會平衡外食與在家進食的時間，另外如果中午已經吃了三明治或貝果，晚餐就不會吃全穀類的麵食，改吃沙拉或蔬菜配點精益的蛋白質，反之亦然。如果沒時間煮糙米飯，我會煮藜麥，或者蒸或烤地瓜。換句話說，我會充分利用彈性的原則來料理食物，幫助我每天達到健康的目標。

採買訣竅

採買食物雜貨時，我通常從新鮮的食物開始，把購物籃裝滿後，再買其他的。

1. 第一站——農產品！最先放入健康購物車裡的完美食物就是大量的蔬果。以下這些食物都能讓我平時上班日的飲食更加便利：事先切好的芹菜和迷你紅蘿蔔（這類蔬菜淋上鷹嘴豆芝麻沙拉醬，就是一道很棒的下午和晚餐前的點心），剝好的蒜頭，包裝好的有機沙拉。我也很愛蘋果、西洋梨、椪柑、黑李等，基本上可以讓我早上外出前直接丟入包包或車子裡，隨時能吃的水果我都愛。我知道這聽起來很蠢，不過若有容易剝皮的品種，我會更愛吃新鮮的柑橘類水果。所以，我通常買椪柑，不吃香吉士，因為後者吃起來實在太麻煩！總之，就是要簡單、方便又新鮮的農產品。

2. 第二站——全穀類！我很愛全穀類，因為它能帶給我持久的能量！記得嗎？碳水化合物是好物。此外，我發現把全穀類加入一點蛋白質或健康的油脂，吃起來更滿足，比如在燕麥粥裡加入胡桃，或者配點起司或橄欖，另外也可以在 Wasa 牌的全穀類脆餅上塗花生醬，或者把全穀類的吐司配上切片的酪梨。

3. 下一站——高品質的精益蛋白質！在這類別中，我的最愛是有機雞肉、雞蛋（我會在冰箱裡放幾顆全熟的水煮蛋，這樣餓的話就能直接拿起來吃，或者丟入生菜沙拉裡）、紅肉的瘦肉部位、野生鮭魚、扁豆湯、黃豆，以及一些點心或早餐，如低脂或無脂的原味希臘優格。

4. 別忘了健康的油脂類！我發現每天攝取不同的健康油脂，如橄欖油、堅果和酪梨，是讓口腹感到滿足的重要關鍵。

5. 最後再買一些高品質的甜點！黑巧克力是我每天用來寵溺自己的甜點（妳應該已經知道，我最愛的是 Green & Black 這個牌子的黑巧克力，含有百分之七十到八十五可可的那種）。我也喜歡起司——水牛起司、超強味的切達乾酪，以及藍紋起司都是我的最愛。活出美型芭蕾不代表要放棄布里乳酪（我也愛三重乳脂肪的布里乳酪！），但要懂得適量為宜。妳可以既吃甜點，又活出美型芭蕾的生活方式，絕對可以！再次強調，關鍵是適量和彈性。

擁有芭蕾明星的修長身材和完美肌肉線條

我最愛的餐點和點心

早餐：非吃不可！

- 我通常以加入新鮮檸檬的綠茶來揭開一天的序幕，有時也喝加上脫脂牛奶的咖啡。
- 我最喜歡的速成早餐是燕麥粥加上胡桃，以及一點乾燥水果。所以我的購物車裡會有一些天然甜的乾燥莓果和李子。

午餐

- 新鮮的綠菜沙拉、番茄佐水牛起司、烤鮭魚，加上全穀類的餅乾或全麥的口袋餅，旁邊會有一些鷹嘴豆芝麻沙拉醬。我通常會在沙拉上淋橄欖油、醋，或一點新鮮的檸檬汁。
- 吃完午餐我喜歡來個新鮮水果，以及熱茶或咖啡。

點心

視飢餓程度而定，下午通常會以下列的其中一種當點心：

- 一份水果加上些生杏仁或腰果。
- 一碗原味爆米花淋上橄欖油，撒上點鹽巴，配柳橙或當季水果。

- 幾片全穀類的餅乾，如 Wasa 的脆餅，配上優格乳酪。
- 發芽肉桂吐司塗花生醬（加上水果的話，就能當早餐或午餐！）
- 乾燥水果，尤其是具有天然甜味的莓果和李子。

晚餐

- 我喜歡晚餐裡有新鮮的沙拉和大量蔬菜，尤其是夏天的晚餐。
- 我的最愛是有機的烤雞，配上沙拉，和快速烹調出來的蔬菜，比如快炒或汆燙的菠菜。平日晚上，我會去「全食物」之類的有機賣場購買他們做好的烤雞。如果週末有時間，我會自己烤雞或烤豬排，配上地瓜、洋蔥、大蒜和芹菜。
- 若想吃素，我也會考慮到蛋白質的攝取，尤其是下午要運動的話。豆類和藜麥是很好的蛋白質來源。我哥哥約翰做的辣味時蔬燉配上一大盤沙拉和炒青菜，也是我的最愛（後面會介紹他的這道料理）。

外食

　　外食這件事很有挑戰性，因為外面誘惑多，食物通常油膩，鹽分又高！但只要謹記「彈性」和「有所準備」這兩個原則，不管在哪裡吃，都不會違背美型芭蕾的生活方式。健康外食是一種技能，需要學習，但學起來不難，而且應用起來很簡單。

　　首先，餐點之前別碰甜的雞尾酒。點一杯紅酒或氣泡水。用餐前喝了加有果汁或碳酸飲料的甜飲，會讓妳吃更多。如果妳真的很想喝雞尾酒類的飲料，就改點蘇打水，攙點伏特加和一片檸檬。

1 · **先從沙拉開始吃**。永遠先吃沙拉，很多餐館會直接在沙拉加上一大坨淋醬，記得請他們將醬另外放，而且選擇橄欖油和醋為佳。有時我在牛排館點生菜對切或四分之一切的楔狀沙拉時會這麼做：不淋藍紋起司醬，改點一塊藍紋起司放在盤邊，另外點附有橄欖油和醋的沙拉。這樣一來，我能享受到蔬菜和番茄的鮮美，以及（我愛的）藍紋起司的嗆勁，卻不會因吃進乳脂肪過多的厚重淋醬而心生罪惡感。總之，妳可以依照自己的方式吃沙拉，享受每一口滋味！

2 · **鹽巴少一點**。這個小訣竅改變了我和餐館食物的關係。許多廚師放鹽巴時好像鹽巴不用錢，造成食物裡多了不必要的鈉。妳若外食，就吩咐侍者請廚師少放鹽巴，還有奶油也酌量就好。很多餐館放鹽巴和奶油的量多到嚇死人。

3 · **別碰醬汁**。如果妳點的食物有醬汁，除非是義大利麵，不然就請廚房把醬汁另外放。如果那食物配的是奶油醬，就告訴他們，完全不加，或者改成大蒜茄汁醬。

4 · **有疑慮時，改點烤類食物**。烤類食物通常比較清爽，讓妳可以無罪惡感地享受最愛的肉和魚。

5 · **別碰麵包和薯條**。沒有它們妳一樣活得很好。如果妳想吃麵包，就要求全穀類的麵包，並以橄欖油取代奶油。無須乾乾地吃。橄欖油可以增加口腹的滿足感，馴服妳的味蕾。

6 · **點開水來配餐**。身體水分充足的話，可以調節飢餓感。

7 · **留意吃進去的分量**。把開胃菜和沙拉當成正餐，主菜和他人共享，除了省錢，更能省下熱量！

8 · **拒絕甜點**。如果很想吃甜點，就點杯香草茶或無咖啡因的咖啡，配上一盤莓果或一

杯冰沙。我通常會把吃甜點的胃留回家，以我最愛的黑巧克力來滿足它。

9．**利用替代品**。記住，重點是尋找替代品，而非忍受剝奪感。主動問侍者，妳常可以找到更健康而且美味不減的替代品。比方說吃早午餐時，我經常以炒蔬菜配蛋來取代培根。善用替代品原則！

旅行與飲食：兩件難以配合的事

外食或旅行時食物選擇多到氾濫，所以得更費心思才能做出良好的選擇。我發現，遵照在家的飲食原則，可以讓外出的我看起來且感覺起來容光煥發。旅行和飛行會消耗大量的水分，所以我通常設法多喝水，以補充流失的水分，而且會確定進食是因為餓了，而不是累了或渴了。

旅行時早餐最讓人迷惘，因為旅館自助餐檯和菜單上的食物多到讓人眼花撩亂。除非是特殊狀況，否則我不會因為出門在外就大幅改變我的飲食習慣。這種作法讓我的體重保持穩定，也避免血糖忽高忽低。這種概念也可以應用在運動上。妳不必因為身處旅館，就放棄原本所做的運動，其實只要調整一下，利用周遭環境就可以如常運動。飲食方面，我經常選擇低脂的原味優格，加入生的杏仁（從家裡帶出去的！），作為蛋白質和脂肪的來源，同時搭配新鮮的水果和一片全穀類的吐司。要小心調味過的優格，裡面通常含過量的糖，有時還含有玉米糖漿。現切的水果或全熟的水煮蛋是很好的選擇，當然，咖啡或茶也很好！

標準的早餐肉類和果汁我都不碰，因為前者太鹹，後者太甜。我通常吃的是較硬的穀物、優格和當地的新鮮水果。旅行時，這種以水果為主的早餐美味又健康，可以幫助我撐過整個早上的美型芭蕾運動課程，讓我到中午之前都能活力充沛。至於午餐和晚餐，我會吃新鮮沙拉和大量蔬菜，搭配雞肉或魚肉之類的精益蛋白質。另外，我也會要求餐館把醬汁或淋醬分開放，別直接加在食物上，這樣我就能控制攝取量。

旅行的困難處之一是有很多未知的狀況，但以上這些小訣竅可以讓妳的體重維持在穩定狀態。健康的美型芭蕾飲食很神奇，能讓妳精力充沛，維持纖腰，滿足口腹，同時提高新陳代謝，即使妳外出旅行。

擁有芭蕾明星的修長身材和完美肌肉線條

9

整合起來：
美型芭蕾的一週概況

　　關於從飲食中找到平衡和滿足感，我們談了很多，對我來說，關鍵在於以全穀類、健康的油脂、蛋白質、新鮮蔬果當點心或正餐。這一章要告訴妳如何透過美味的全食物，讓妳的美型芭蕾廚房動起來。這種攝取全食物的飲食方式可以幫助妳思考如何頻繁地進食，如何尋找合理的替代品，讓妳的自我感覺不會失控。

　　以下是七天的點心和正餐——每一道都很彈性，易於準備。此外，我也列出每週可做的運動，包括理想化的運動量、中等運動量，以及輕鬆的運動量。藉由這些範本，妳可以開始想像如何把新的美型芭蕾生活和運動融入日常生活中！

　　雖然我的早餐多半同樣菜色，但我還是提供了其他可以讓妳精神飽滿，口腹滿足的健康選擇。重點是，絕對要吃早餐！我很忙時，通常沒時間準備午餐，不過，就像在前一章所提，我會把午餐分成兩次吃。妳或許也可以考慮這種作法，把它納入妳的飲食方案中。

　　至於晚餐，是我吃得最開心、也最多元化的一餐。我的晚餐經常在外面解決，但我還是提供了我的「快閃烹飪祕訣」，來教妳怎麼快速準備出一頓簡單又美味的晚餐——無論煮給自己吃，或者與朋友和家人一起進餐！

七天的早餐

1 · 傳統的燕麥粥加上胡桃和新鮮藍莓。我要上課那天，通常吃這種速成早餐。如果妳出門旅行，或者時間很緊，沒辦法吃傳統的燕麥粥，就試試 Three Sisters 牌的即食燕麥——這是很棒的替代品，因為裡頭不添加糖和防腐劑。提醒妳，最近就連星巴克都賣起燕麥粥了，所以即使出門在外也很容易吃到！

2 · 兩顆全熟的水煮蛋，一片全穀類的吐司，淋上橄欖油，加上半顆葡萄柚或一顆柳橙。妳可以前一晚先把蛋煮好，以節省時間。

3 · 無脂肪的原味希臘優格，加上胡桃和五棵去籽的乾燥李子。

4 · 全穀類的英式瑪芬糕，加上優格乳酪和新鮮莓果。如果妳急著出門，就把它們用鋁箔紙包起來——讓烤過的瑪芬糕的熱度融化起司。好吃極了！

5 · Wheatena 牌的早餐穀物片加上生杏仁和覆盆子。有時我會把傳統的燕麥粥加進去混合。

6 · 一片烤過的全穀類麵包，或是有機全穀類貝果，加上半顆淋上橄欖油、撒上海鹽和紅胡椒碎片的酪梨。

7 · 兩片糙米餅，或者 Wasa 牌的脆餅，塗上新鮮的花生醬或杏仁醬，加上一個蘋果或西洋梨。我並不特別建議以餅乾當早餐，不過若時間匆忙，偶一為之無妨！

七天的上午點心

我發現自己上午不需要補充點心——這可能跟我起床的時間有關。不過我還是列出一些速成的輕食，讓妳未到午餐就餓的時候可以吃。

1 · 一片水果配茶。

2 · 一撮沒加鹽的生堅果。

3 · 全穀類餅乾或新鮮蔬菜蘸鷹嘴豆芝麻沙拉醬。

擁有芭蕾明星的修長身材和完美肌肉線條

4・一個淋上橄欖油和海鹽的酪梨配上藜麥。

5・小麥麩瑪芬糕半個，配茶。

6・Suzie 牌的薄餅，配上一杯杏仁或脫脂牛奶。

7・半個全麥口袋餅和低脂的羊奶起司佐蜂蜜。

七天的午餐

我很喜歡以蔬菜湯或一盤大沙拉當午餐！夏天時會把辣味時蔬燉換成西班牙冷菜湯。

1・一大盤鮮綠沙拉加上烤雞、番茄、鮮菇和紅椒，配上全穀類餅乾（早上運動完後，身體需要補充額外的蛋白質時，很適合吃這道）。

2・菠菜沙拉加上烤鮭魚、小黃瓜、番茄和紅洋蔥，配上一小個全穀類的捲餅。

3・扁豆湯加上蘋果、西洋梨或優格乳酪。

4・素食辣味時蔬燉，加上一些清蒸蔬菜。

5・烤過的全穀類麵包，或半個全麥貝果，加上天然的花生醬和一片水果。

6・兩顆蛋，加上洋蔥、番茄做成的歐姆蛋包，配上鮮綠沙拉和全穀類的吐司。

7・茄子燉時蔬，配藜麥。

七天的下午點心

1・有機蘋果，一撮生杏仁和一塊糙米餅。

2・芹菜和紅蘿蔔切片，或者麥片脆餅加上鷹嘴豆芝麻沙拉醬。

3・五到十顆的橄欖，配上小番茄。

4・以氣炸方式爆出來的爆米花，撒上海鹽和橄欖油，配上新鮮水果。

5・全熟的水煮蛋，及聖女小番茄。

6・沒加鹽、烤過的乾燥花生，加上五顆去籽的乾燥李子。

7・昨天晚餐剩下的蔬菜料理。

七天的晚餐

　　我把菜色重新安排了一下，免得一天裡午餐和晚餐都吃前菜沙拉或者湯！

1・一份主食分量的沙拉，裡頭有蘿蔓萵苣、番茄、酪梨和罐頭鮪魚，佐橄欖油。

2・烤雞加鮮蔬沙拉，配上蕈菇、酪梨和清蒸花椰菜。

3・以烤箱烤鮭魚，或者用炭烤的方式，配上炒時蔬、地瓜和盤邊沙拉。

4・炭烤蔬菜，烘烤比目魚，淋上橄欖油檸檬醬，佐以新鮮的番茄酪梨沙拉。

5・全穀類的麵條炒新鮮番茄和花椰菜苗，旁邊放大量的鮮蔬沙拉。

6・倫敦烤牛肉，配上烤過的洋蔥、南瓜、節瓜切片和清蒸蘆筍。

7・蔬菜湯加清蒸花椰菜，佐藜麥酪梨沙拉。

七天的甜點

1・二或三盎斯（約 56-85 克）的高品質黑巧克力。

2・一碗新鮮莓果或水果，淋上優格。

3・一杯杏仁牛奶或鮮莓果冰沙。

4・烤的肉桂蘋果加核桃。

5・幾口妳最愛的起司配紅酒。

6・兩、三個全麥脆餅配脫脂牛奶或杏仁牛奶。

擁有芭蕾明星的修長身材和完美肌肉線條

7．幾片純天然有機薑餅配熱花草茶。

運動範本——教妳如何打造新的美型芭蕾身體

不管妳目前的健身程度如何，上述這些菜單是搭配美型芭蕾運動法的絕佳飲食。現在，我要教妳如何把本書第二部所提到的運動融入新的健康生活中，讓妳打造出最棒的美型芭蕾身體！

我把這些運動組合分成三類：理想週（一週運動五到六天）、中量週（一週運動三到四天），以及輕量週（一週運動一到三天）。現代人都很忙，所以有時難免會從理想週的狀態變成中等週或輕量週，然後再回到理想週。記住，不能運動的那幾天，妳也要遵守美型芭蕾的生活方式，吃得健康，盡量攝取第八章提到的那些食物。利用美型芭蕾的原則來引導妳，穩穩地朝目標邁進，這樣一來，當妳有更多時間運動，就能發揮最大的健身效果！

理想週

我們沒辦法活在理想的世界中，但妳可以抽出時間，擁有美型芭蕾的理想週！只要連續達成兩、三個理想週，妳會發現這些運動能讓妳付出的每一分鐘都值回票價。

五到六天：六十分鐘的正統版美型芭蕾運動。這是我個人會做的運動，我很愛這套運動，因為它改變了我的曲線，讓我變得強壯卻優雅！
或者
三天：正統版的美型芭蕾運動。
二到三天：全套四組的強效精華版系列。

愛咪談美型芭蕾

愛咪說，「我有個小孩，經常被操得精疲力竭，所以很難有整整一小時可以運動。但有了美型芭蕾，我可以抽出十五分鐘來動一動。強效精華版讓我全身充滿活力。沒有累垮時，我會做兩個強效精華版，把時間延長到三十分鐘。我現在只能期望自己一個禮拜做五天的運動，每次做一組強效精華版，或者部分的正統版，但我發現這樣就足以讓我對自己更有信心！」

以下是愛咪一週的運動表：

週一：美型芭蕾的全身性強效精華版，若還有時間，加做一組天鵝手。

週二：美型芭蕾的下蹲式系列，若還有時間，加做一組全身性強效精華版。

週三：美型芭蕾的橋式系列，以及正統版裡的反向橋式。

週四：正統版裡的腹部運動，加上強效精華版裡的迎風展翅系列。

週五：正統版裡的大腿內側和外側運動，加上天鵝手。

中量週

三天：六十分鐘的正統版美型芭蕾運動。

或者

兩天：六十分鐘的正統版美型芭蕾運動。

一天：全套四組的強效精華版系列。

輕量週

五天：十五到三十分鐘的美型芭蕾運動。就算妳真的沒時間運動，我也要建議妳

每天抽出一點點時間來鍛鍊妳的美型芭蕾身體，幫助自己繼續專注於美型芭蕾的目標。一天做十五分鐘的強效精華版，每週做四到五天，讓妳在忙碌的生活中也有機會實施美型芭蕾。要是妳只能擠出兩天來運動，那就試試十五分鐘的強效精華版，雖然運動時間只有十五分鐘，也能提醒妳的身體維持住體能和精實的肌肉。如果妳能每天運動三十分鐘，就最好不過了！

現在搞定運動了，我們再回頭看看如何在廚房裡實現美型芭蕾！

美型芭蕾的食譜

　　自己下廚時，我會盡可能掌握簡單、新鮮和快速這三個原則！我不是廚師，也沒受過廚房的專業訓練，但我熱愛好食物，喜歡以新鮮健康的食物來慰勞身體，尤其在辛苦運動之後！我有兩個烹飪策略，幫助我以趣味、營養和無壓力的飲食來平衡忙碌的生活：

1・快閃烹飪法，適合平日晚上：這是指以事先準備好的健康食物，搭配當地產的新鮮蔬果，來迅速做出方便又健康的一餐。
2・具健康概念的自製餐點：有時間的話，我會從無到有烹煮出具健康概念、且新鮮美味的餐點。

快閃烹飪食譜

　　我很擅長做快閃料理，也鼓勵客戶學習這套簡易的烹飪法！快閃烹飪讓我能在家開伙，卻不用在廚房花上好幾小時，不僅省下時間，又能減少熱量的攝取。我會遵守美型芭蕾的飲食原則，使用事先準備好的健康食物，比如有機的烤雞或全麥的義大利餃，搭配可以快速準備的新鮮蔬菜，比如鮮蔬沙拉或清蒸波菜。以下是我最愛的速成快閃食譜，可以當午餐，也可以當晚餐。

擁有芭蕾明星的修長身材和完美肌肉線條

以料理好的有機烤雞切片為正餐，搭配鮮蔬沙拉

妳可以用廚房裡現成的蔬菜做鮮蔬沙拉，比如番茄、迷你紅蘿蔔、芹菜、葵花籽以增加清脆口感。此外，加上一片新鮮的蘋果或西洋梨切片，以及超強味的切達乾酪，就是一份快速又健康的餐點。

鮮蔬沙拉——二到四人份

二到四人份的萵苣類蔬菜
半杯的切碎番茄，或一把聖女小番茄，洗乾淨
兩把芹菜，切丁
六個迷你紅蘿蔔，切丁
一匙無鹽的香烤葵花籽
橄欖油
海鹽
現磨的胡椒粒
一個新鮮的檸檬
兩顆蘋果或西洋梨切片
超強味的切達乾酪，撒在上面裝飾，增添風味

1. 把這些沙拉材料放在大碗中，淋上橄欖油、鹽巴和胡椒。將檸檬汁擠在沙拉上，再次攪拌，上桌。
2. 將烤雞切成四分之一，置於盤子上，旁邊放上蘋果或西洋梨切片，及超強味的切達乾酪。

注意：如果要吃雞皮，就別吃起司，反之亦然。

全麥義大利餃配炒菠菜——四人份

一包 Bertolini 牌的新鮮全麥義大利餃（或者妳個人喜歡的其他全食物品牌）

一罐番茄泥（記得看看標籤，別購買添加糖和高鈉的那種）

帕瑪森乾酪，用來裝飾

兩包有機的冷凍菠菜，或者一盒有機的菠菜苗

一大球蒜頭（如果妳的時間很緊，可以買事先剝好皮的蒜頭。風味雖然略減，不過也行得通，而且可以省下大把時間）

1.把餃子煮熟，瀝水，淋上罐裝的番茄泥，然後撒上帕瑪森乾酪，上桌。

2.以中火將蒜頭用橄欖油翻炒，直到顏色變黃褐。放入菠菜，翻炒。菠菜變熱、變軟後，撒上現磨的胡椒粒，上桌。

擁有芭蕾明星的修長身材和完美肌肉線條

自己做沙拉當正餐！

以沙拉當正餐，快速、健康又美味，是最棒的快閃料理！只要一碗，就有蔬菜、維他命和精益蛋白質等抗氧化物。時間很緊迫時，我最愛的就是一碗這樣的沙拉，而且它對身材也很有益！如果冰箱裡裝滿美型芭蕾購物清單裡的食材，妳就永遠有材料可以方便且快速地做出這道可當正餐的沙拉。以下這些食譜是很好的入門版，如果妳想多點創意，可以用鮮蔬為底，加上精益蛋白質，比如雞肉或魚肉，淋一點醋和橄欖油（油和醋的比例是三比一）。

鮪魚和酪梨沙拉──二到三人份

我喜歡這道沙拉的鹹甜滋味！夏天時很適合作為平日晚上的正餐或午餐。裡頭有蛋白質、纖維質和健康的油脂，可以讓認真運動後的身體補充各種營養。此外，任何市場都能找得到這些食材，買回家後又易於保存！

一盒有機綜合蔬菜或菠菜

一罐橄欖油漬的義大利鮪魚

一顆成熟的酪梨

兩杯切丁的小黃瓜

四分之一杯的乾燥水果，切丁（任何種類都行，乾燥的莓果、葡萄乾，或者切片的乾梨子也行）

十二個生杏仁

現磨的胡椒粒

義大利黑醋

橄欖油

1‧將蔬菜置於大碗，放上鮪魚，連同罐子裡的橄欖油一起倒進去。

2‧將成熟的酪梨切片，放在上頭，撒上切丁的小黃瓜、乾燥的水果和杏仁。

3‧把胡椒粒磨在沙拉上，淋一點義大利黑醋。配上淋上橄欖油的現烤全穀類麵包。

擁有芭蕾明星的修長身材和完美肌肉線條

彩椒洋蔥炒蛋，配沙拉——二到三人份

進食時間過晚的話，我喜歡以這道菜來果腹，因為它吃起來有滿足感，做起來方便迅速，而且不會讓我晚上睡不著覺！蔬菜炒蛋，是一道很能讓妳發揮創意的料理。我通常會用彩椒和洋蔥（如這道料理所示），除此之外，幾乎在妳家冰箱裡的任何蔬菜都能拿來炒蛋，做出一道美味的道理，例如番茄、菇類、節瓜，就連新鮮的羅勒葉也派得上用場。

半顆洋蔥
一大匙橄欖油（記得我們前面提到以橄欖油來取代奶油的替代原則嗎？現在就是具體實踐的時候）
兩顆青椒或彩椒
六顆有機蛋（我通常吃全蛋，也就是連蛋黃一起吃。只吃蛋白這種吃法不適合我）
現磨的胡椒粒
沙拉用的蔬菜
一顆新鮮番茄，切碎
一大匙的義大利黑醋

1. 把洋蔥切碎，放入橄欖油中，以中火炒熟。將彩椒洗淨後去籽，切片（最好買當地市場的有機彩椒）。放入雞蛋，以中火翻炒，加入彩椒，增添風味。

2. 以另外的大碗準備沙拉用的蔬菜，最上面放切碎的番茄（同樣，最好是當地產的番茄）。冬天時可以加入西洋梨切片，或者有機的柑橘片也行。淋上橄欖油、黑醋，撒上胡椒。攪拌一下。

快閃午餐料理法

以下是我最愛的午餐食譜，這些料理不僅速成、健康，而且絕對能滿足妳的口腹！前一晚剩下的健康晚餐隔天很好用喔，可以讓妳省下大把時間。

新鮮的水牛起司沙拉
加上番茄和全熟的水煮蛋——二到三人份

我很喜歡週末吃這道沙拉！新鮮，美味，有飽足感，最適合當中午的輕食！

一顆新鮮有機的奶油生菜
四片新鮮的羅勒葉
一顆帶藤的有機熟番茄
一顆紅蔥頭
兩顆全熟的水煮蛋
四盎斯（約113克）新鮮的水牛起司
一大匙橄欖油
一大匙義大利黑醋
現磨的海鹽和胡椒
兩個全穀類的英式瑪芬糕

1. 把奶油生菜和羅勒葉洗淨，撕成小片，放在沙拉大碗中。
2. 番茄、紅蔥頭、全熟的水煮蛋和水牛起司切碎，加入沙拉碗中。淋上橄欖油和黑醋，撒上海鹽和胡椒，攪拌。
3. 將英式瑪芬糕烤熱，切半，淋上橄欖油，撒一點海鹽。

擁有芭蕾明星的修長身材和完美肌肉線條

花椰菜苗炒番茄配藜麥——二到三人份

這道以剩菜做的料理也是我最愛的午餐食譜。如果冰箱裡沒有煮好的花椰菜苗，可以把菠菜或羽衣甘藍迅速清蒸或炒一下，加上小番茄，也能料理出同樣美味的一道菜。

兩杯藜麥（烹煮之前記得充分浸泡）
一大匙橄欖油
一顆酪梨
海鹽
一顆檸檬
前一餐吃剩的花椰菜苗炒番茄

1·把四杯水煮開，加入藜麥。蓋上鍋蓋，把火調小，燉煮十五到二十分鐘，水分完全吸乾，等待的時間可以把酪梨切碎。

2·把橄欖油淋在煮好的藜麥上，放入切碎的酪梨，擠入半顆檸檬汁，撒上海鹽。以湯碗盛飯，上面放前一餐吃剩的花椰菜苗炒番茄或其他蔬菜。

全熟的水煮蛋配全麥吐司和水果——一人份

這道料理迅速、簡單又方便,而且
熱量很低,非常適合平日早餐,我
也愛拿它來當午餐,因為它不僅能
提供妳活力,還很有飽足感!吃這
道料理時可以配前一餐剩下的菜,
或者以優格乾酪取代蛋。

兩顆有機的全熟水煮蛋
現磨的海鹽和胡椒
全穀類吐司一片
橄欖油
新鮮的當季水果(蘋果、西洋梨或
一小碗莓果)

1.把蛋煮全熟,剝殼。

2.把蛋放在盤子中,以叉子碾碎,
  加入海鹽和胡椒。

3.吐司烤過,淋上橄欖油,佐以新
  鮮水果和一杯檸檬熱茶。

擁有芭蕾明星的修長身材和完美肌肉線條

有健康概念的自製料理

時間充裕的話，我很愛動手做以下這些料理。請享用！

芥末蒜味雞，
清蒸蘆筍與黃瓜番茄沙拉——兩人份

這道料理中的芥末和蒜頭會給雞大
大增添風味，卻不會讓卡路里暴增。
再配上一些蔬菜和沙拉，就成了我
最愛的一道菜！冬天時我不用蘆
筍，改成球芽甘藍或花椰菜和迷你
紅蘿蔔，將這些蔬菜放入烤箱裡，
就是一道很好的蔬菜料理。

兩塊有機的帶皮雞胸肉
兩大匙第戎芥末醬
四瓣蒜頭
新鮮的蘆筍
兩條小黃瓜
一顆有機的帶藤成熟大番茄
三個中型的紅蘿蔔，洗淨，去皮
一大匙橄欖油
義大利黑醋
現磨的胡椒

1. 將烤箱預熱到攝氏兩百度。雞胸
   肉洗淨後，放入烤箱專用的烤盤
   中，有皮的那面朝上，滴入橄欖
   油和現磨的胡椒，抹上大量的芥
   末醬。蒜頭切碎，撒在雞肉上。
   烤三十分鐘。

2. 將蘆筍放入一鍋熱水煮兩分鐘，
   起鍋，以冷水沖。

3. 將小黃瓜、番茄和紅蘿蔔切碎，
   放入碗中，淋上橄欖油和黑醋，
   加入現磨的胡椒，攪拌。

烤鮭魚，佐番茄、橄欖、
地瓜和清蒸菠菜——四人份

我愛鮭魚！鮭魚對妳的肌膚和腰線很有益。外食時，我通常點鮭魚，在家開伙時，它也是我的最愛。

兩個中型的地瓜
一個中型的洋蔥
橄欖油
海鹽
現磨的胡椒
一點五磅（約680克）的有機野生鮭魚，切成塊，每一塊約半磅（220克）到四分之三磅（約340克）。
四分之一杯的高品質橄欖（可依個人喜好挑選品牌，我通常會用去籽的低鈉橄欖）
半杯的聖女番茄或一個大番茄，切碎
一盒有機菠菜

1· 將烤箱預熱到攝氏兩百度，地瓜切塊，洋蔥切碎。放入烤盤裡，淋上橄欖油、海鹽和胡椒，烤四十五到五十分鐘。

2· 把鮭魚洗淨，連同橄欖和聖女番茄（或切碎的大番茄）一起放入烤盤中，魚的兩面都淋上橄欖油，撒上現磨的胡椒，以攝氏兩百度烤二十分鐘。

3· 清蒸菠菜。當菜的質地變軟，但仍保有翠綠色，就是最好吃的狀態（若煮得過熟，菠菜的顏色會變深）（對了，羽衣甘藍也很棒，可以用來取代菠菜）。

蔬菜湯——四人份

這道蔬菜湯是我的最愛，特別是冬天時。可搭配全穀類餅乾、新鮮水果和超強味乾酪一起吃。

一顆大洋蔥
三把芹菜
半個小顆的高麗菜
一品脫（約 600 克）的小番茄
一杯切碎的番茄
一杯皇帝幼豆
一杯青豆
一杯秋葵
一杯切丁的四季豆
一顆大的烤馬鈴薯，切碎
四分之一杯的西洋香菜，切碎
四大匙的薄鹽醬油
一撮現磨的胡椒
一撮海鹽

1・煮開兩夸特（約兩公升）的過濾水。

2・將洋蔥、芹菜和高麗菜切細混合，放入沸水中，作為湯底。

3・加入小番茄，以及切碎但不剝皮的大番茄，以中火繼續煮。

4・將剩下的材料放入，慢火燉煮，視狀況加入過濾水，經常攪拌，煮二到三小時。

西班牙冷湯──四到六人份

夏天那幾個月，西班牙冷湯是我的最愛。這道湯雖然不夠當成一頓正餐，卻是很好的開胃菜，可以搭配烤魚和蔬菜等健康的輕食。

半個大洋蔥

半杯新鮮的番茄，去皮，去籽

半杯青椒

半杯黃瓜

半杯芹菜

半瓣蒜頭

兩杯番茄汁

一小匙烏斯特黑醋（Worcestershire sauce）

三大匙米酒醋

三大匙橄欖油

新鮮胡椒

海鹽

1·把所有的蔬菜切細，剁碎後加入蒜頭。

2·將番茄汁倒入蔬菜中，後續加入烏斯特黑醋、米酒醋和橄欖油。然後加入現磨的胡椒和海鹽調味。

3·將食材攪拌均勻，以玻璃容器裝好，放入冰箱二十四小時或隔夜，就著冷碗冰冰涼涼地吃。

擁有芭蕾明星的修長身材和完美肌肉線條

義大利麵配花椰菜苗和番茄——四人份

義大利人常吃的花椰菜苗是我丈夫介紹我吃的——他的家族有義大利血統——我吃了之後「驚為天人」！他們很愛花椰菜苗，我吃了以後也愛上這種蔬菜，所以現在它成了我家每週必有的蔬菜。這種深綠色的蔬菜富含維他命、抗氧化劑、纖維質和鈣質。若去義大利餐館吃飯，我一定會用它當盤邊菜。

一盒全麥麵條（義大利麵或者妳喜歡的其他麵類）
一把花椰菜苗
兩顆帶藤成熟的有機大番茄
一球蒜頭
一小匙紅辣椒片
一顆檸檬
有機的綜合沙拉菜
半顆紅洋蔥，切碎
一大匙橄欖油
現磨的海鹽和胡椒
帕瑪森起司，裝飾用

1 · 把麵條煮五分鐘，或者到快熟的程度——也就是吃起來有嚼勁的程度。瀝乾，加入四分之一杯的水，先放著，待會兒用。

2 · 把花椰菜苗和番茄洗淨後切碎。蒜頭切碎後放入橄欖油中，以中大火翻炒，直到變金黃色。

3 · 把花椰菜苗慢慢放入橄欖油和蒜頭中，翻炒。將火關小，變成中火，加入浸在四分之一杯水裡的麵條和辣椒片，翻炒，蓋上鍋蓋，悶煮三分鐘。

4 · 加入切碎的番茄、胡椒和海鹽，翻炒，加入半顆檸檬汁。蓋上鍋蓋，把火轉小，悶煮十五分鐘。

5 · 關火，把材料和麵條拌勻。盛盤後撒上現刨的帕瑪森起司和胡椒（若沒有花椰菜苗，用菠菜來替代也很棒）。

6 · 把四分之一個紅洋蔥切成細條狀，跟沙拉菜混合，撒上現磨的胡椒和海鹽。淋上一大匙橄欖油和半顆檸檬汁。攪拌，上桌。

煎比目魚配烤球芽甘藍
和炒羽衣甘藍——四人份

新鮮的比目魚讓人難以抗拒！這種魚的肉質成片狀，吃起來很清爽，沒什麼魚腥味，配上球芽甘藍和羽狀甘藍，味道棒極了！

兩磅（約900克）的新鮮野生比目魚，洗淨，擦乾，切成四份
一顆檸檬
三個中型的有機胡蘿蔔
半磅（約200克）的有機球芽甘藍
四分之一杯的胡桃
一把有機羽狀甘藍
六瓣蒜頭
橄欖油
現磨胡椒

1. 在平底鍋裡倒入橄欖油，加熱，將比目魚放入油裡，撒上胡椒，淋上檸檬汁。以中火每一面煎三到四分鐘，直到顏色成金褐色。

2. 將烤箱預熱到攝氏兩百一十八度左右。胡蘿蔔洗淨，切片，球芽甘藍切成對半，將胡桃剁碎，在大鍋中攪拌上述材料，加入橄欖油，烤三十五分鐘。視需要攪拌一下。

3. 把羽狀甘藍洗淨，切碎。蒜頭也切碎。用中大火將蒜頭放在橄欖油中爆香，放入羽狀甘藍，煮至黃褐色。翻炒，加入現磨胡椒和海鹽。

擁有芭蕾明星的修長身材和完美肌肉線條

皇帝幼豆——四人份

半杯的碎洋蔥

一棵芹菜

一品脫（約 470 克）的皇帝豆或一包十六盎斯（約 450 克）裝的冷凍皇帝豆

一大匙橄欖油

海鹽

現磨胡椒

1‧將切碎的洋蔥和芹菜放入平底鍋，加入過濾水，開火慢燉，煮約五分鐘。

2‧倒入一品脫去殼的皇帝豆，水深要蓋過食材，以小火煮四十五分鐘，直到豆子變軟。

3‧淋上一大匙橄欖油，撒上海鹽和現磨胡椒。

西式芥藍菜——三到四人份

一把西式芥藍菜

橄欖油

兩小匙白酒醋或甜味的醃瓜

1·挑選鮮綠的芥藍，將葉片剪開，
   清洗乾淨，把厚實的菜莖和葉子
   切碎，加一點橄欖油炒過。

2·葉子變軟後，加入少量過濾水，
   悶煮二十分鐘，直到芥藍變得更
   軟嫩。

3·加入兩小匙白酒醋或醃瓜調味。

擁有芭蕾明星的修長身材和完美肌肉線條